JN119371

これが私のベスト処方
アトピー性皮膚炎

専門医 16 人が治療のコツと本音を語る

編集　宮地　良樹

京都大学名誉教授
公立大学法人静岡社会健康医学
大学院大学学長・理事長

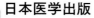
日本医学出版

序　文

　今回、アトピー性皮膚炎のエキスパートがどのような処方行動をしているのか
を知りたくて本書の企画を練りました。「どうせガイドラインがあるのだから、
金太郎飴のような文章が並んで読者は閉口するのではないか？」という危惧もあ
りました。しかし、一方でエキスパートは標準治療を遵守しながらも個性を発揮
しているはずだ、そうでなければ AI 治療になってしまう、という考えもありま
した。

　ゲラを拝読してみると、後者の予感が見事に的中しました。ガイドラインを基
盤にしながらも、各エキスパートが、「ここまで言ってもいいの？」「なるほど、
こんな手法もあったのか」と合点するような極めて興味深いオリジナル原稿を寄
せてくださいました。「こういうエキスパートの医の技法があるからこそ無味乾
燥で画一的な IT 診療から脱却できるのだなあ！」というのがゲラを読了しての
私の率直な感想でした。

　本書では、いただいた原稿になにも解説も加工もせずにそのまま掲載しました
ので、読者諸氏は各エキスパートのアトピー性皮膚炎診療への思慮の深さや絶妙
なスキルを行間から実感いただけるのではないかと思います。それこそが企画し
た私の意図でしたが、見事に本書にその願いが結実したと自負しています。エキ
スパートによってここまで治療に差異があるのか、ということをご理解いただく
ことで、これまでのみなさんの経験や実践に基づいた個人個人の治療にさらに磨
きがかかるのではないかと思います。

　本書は冒頭の本田先生の総論を読んでいただいたあとは、順不同でどこから読
んでも構いません。各論文から一つでも二つでも「そうだったのか」と疑問が氷
解するポイントを見つけていただければ、明日からのアトピー性皮膚炎日常診療
に大きなパワーを与えてくれると思います。どうぞお好きなところからお読みい
ただき、気に入った部分にはマーカーを引いて、あとでパラパラとそのマーカー

の部分を見返すだけでも診療の奥行きと幅が広がると思います。それによって一人でも多くの患者さんがアトピー性皮膚炎の画一的な治療から救われることになれば企画した私にとってなによりの喜びです。

2023 年新春の京都にて

宮地良樹

京都大学名誉教授

静岡社会健康医学大学院大学学長

目次

（執筆者は五十音順です）

アトピー性皮膚炎最新の治療を理解するために必要な病態の理解～本田哲也

はじめに

　アトピー性皮膚炎（AD）は「増悪と軽快を繰り返す瘙痒のある湿疹を主病変とする疾患」と定義されている。すなわち、その臨床像は基本的に「湿疹」であり、紅斑・丘疹・苔癬化など様々なステージの湿疹病変が混在する。病理組織学的にも、病変部では時に海綿状態を伴う表皮の肥厚、真皮の血管周囲を中心とした炎症細胞の集積等、通常の（慢性）湿疹で見られる所見が認められる。このように、臨床的・病理組織学的にも湿疹と変わらないにもかかわらず、AD は抗ヒスタミン薬の効きにくい強い痒み、著しい乾燥、年余にわたる慢性再発性の経過など、通常の湿疹とは異なる独特の臨床像・経過をたどる。

　このような AD 独特の臨床像を形成する病態機序として、大きく「免疫学的異常」「バリア機能障害」「瘙痒」、の3つの要素が考えられてきた[1]。そしてこれら3つの要素が相互に影響し、互いに増幅しあうことで AD の病態が形成されると想定されてきた。この概念は AD の臨床像をうまく説明できるものであったが、果たしてこれら個々の要素を作り出している具体的な分子メカニズムは何なのか、それについては不明な点が多く残されていた。動物実験を中心に様々な因子の関与が提唱されてきたものの、実際それらが臨床的にどの程度意義があるのか、その関与の程度は不明であった。

　しかし近年、治療薬開発や解析技術の急速な進歩により、それら分子メカニズムの理解は大きく進んだ[2]（**図1**）。特に「免疫学的異常」については、"Type2炎症" という新しい概念により病態が大きく捉え直されつつある。実際、現在登場している様々な新薬は基本的に Type2 炎症の制御をターゲットとしており、従来の薬剤とは一線を大きく画す治療効果を発揮している。一方で、Type2 炎症の制御ポイント・制御機序は、薬剤によって様々である。続々と登場する新薬を適切に使用するためには、それら薬剤が AD 病態のどの部分に、どのように

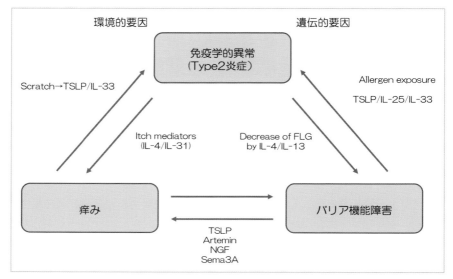

図 1. アトピー性皮膚炎病態形成の 3 要素（三位一体論）

作用するかを正しく理解することが重要となってくる。

　本稿では、これら新薬の作用標的を理解するうえで必要な、AD の基本的病態について概説する。

Type2 炎症

　AD 病態を理解する上で現在最も重要なワードである、Type2 炎症は、本質的には従来「Th2 型炎症」などと呼ばれていた炎症反応と同義である。しかし、下記に記すように、Type2 炎症は Th2 型炎症に比べより病態を広く、正確にとらえた概念となっている。

　従来、AD 病変部では IL-4 や IL-13 などのサイトカインが上昇していることが知られていた。そして、IL-4 や IL-13 を産生する細胞として、T 細胞が主に想定されてきた。T 細胞は主にそのサイトカイン産生パターンにより複数のサブセットに分類される。例えば、IFN-γ を産生する T 細胞は、Th1 細胞（CD4 陽性ヘルパー T 細胞）、Tc1 細胞（CD8 陽性キラー T 細胞）であり、IL-4 や IL-13 を産

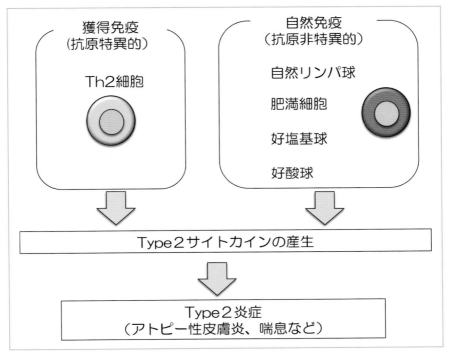

図2. Type2 炎症の概念

生する T 細胞は Th2 細胞、IL-17 を産生する Th17 細胞、といった具合である。すなわち、AD 病変部では「Th2 細胞」から産生される IL-4、IL-13 などの「Th2 サイトカイン」が病態を作り出していると考えられてきた（Th2 型反応）。別の言い方をすると、IL-4 や IL-13 などの産生細胞≒ Th2 細胞と想定されていた。しかし近年になって、IL-4 や IL-13 の産生細胞として、Th2 細胞以外の複数の細胞の関与、例えば自然リンパ球、好塩基球、肥満細胞など、自然免疫系の細胞が重要である可能性が高まってきた。すなわち、IL-4 や IL-13 といったサイトカインは獲得免疫系（T 細胞）と自然免疫系の両者から産生され病態に関与しており、IL-4 や IL-13 を Th2 サイトカインと呼ぶのは必ずしも適切ではなくなってきた（**図2**）。このような背景から、現在では Th2 型サイトカインのことを「Type2 サイトカイン」、Type2 サイトカインによって生じる炎症を「Type2 炎

症」と呼称するようになってきている。Type2 炎症によって皮膚に生じる炎症性疾患の代表が AD であり、肺に生じる疾患が喘息といったように、他臓器の病態理解にも、この概念が導入されている[2,3]。

Type2 サイトカインの作用 1：IL-4 と IL-13

　Type2 サイトカインの中でも、IL-4 と IL-13 が AD において特に中心的な役割を持っている。IL-4 は、Type1,Type2 の二種類の受容体を介し作用する（図3）。IL-13 は、Type2 の受容体を介し作用を発揮する。IL-4/IL-13 が Type1 受容体あるいは Type2 受容体に結合すると、ヤーヌスキナーゼ（Janus kinaze：JAK）と呼ばれるシグナル伝達分子の活性化を介して CCL22 や CCL26 など様々な炎症性サイトカイン / ケモカインを誘導し、Th2 細胞浸潤を促進すると考えられる。また、IL-4/IL-13 は、ケラチノサイトの分化障害、フィラグリン産生低下、抗菌ペプチド産生低下などをもたらし、バリア機能の低下や、皮膚細菌叢の変化を誘導する（図4）。バリア機能の低下や皮膚細菌叢の変化は、さらに IL-4, IL-13 の産生増強に働きうる。また、IL-4/IL-13、および IL-33 は神経に作用して痒みに強く関与している。AD の痒みは抗ヒスタミン薬の効きにくい痒みであり、その本態、痒みメディエーターは長年不明であったが、現在ではこれら Type2 サイ

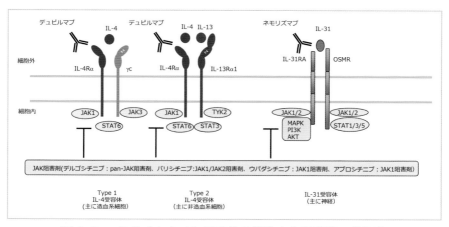

図 3. Type2 サイトカイン受容体の構造と各種新薬の作用点

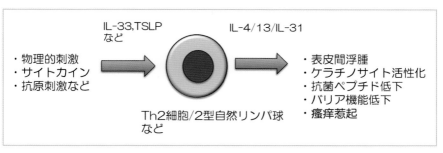

図 4. AD 病態における Type2 サイトカイン（IL-4,IL-13,IL-31）の機能

トカインが AD の痒みの中心的メディエーターであると考えられている。また、IL-4 と IL-13 は皮膚局所ではほぼ同様の生理作用を持つが、IL-4 は IL-13 と違いリンパ節においてナイーブ T 細胞から Th2 細胞への分化の際に必要なサイトカインである。したがって、IL-4 は皮膚局所だけではなく、リンパ節においても AD 病態形成促進的に作用していると考えられる。

Type2 サイトカインの作用 2：IL-31

　IL-31 は主に Th2 細胞から産生され、IL-31 受容体を介しその作用を発揮する。IL-31 受容体は主に神経に発現しており、IL-31 receptorA と oncostatin M receptor β - chain（OSMR）のヘテロダイマーから構成される（**図 3**）。IL-31 受容体は神経以外にも、好酸球、好塩基球、肥満細胞などの免疫細胞やケラチノサイトでの発現が報告されており、IL-31 からのシグナルはそれらの細胞からの炎症性サイトカイン産生能の増強や、ケラチノサイトのバリア機能障害に関与している可能性も報告されている。IL-31 受容体からのシグナルも、IL-4/IL-13 の受容体と同様に JAK を介してシグナルを伝達する。

新薬の標的部位

　このように、AD の免役学的病態は、T 細胞および自然免疫系細胞によって誘導される Type2 炎症の過剰状態と考えられている。そして Type2 炎症が、痒

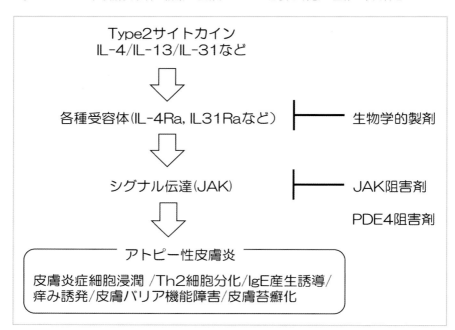

図 5. Type2 炎症制御と AD 治療

み、バリア機能障害に大きく影響する。したがって近年の新規治療標的として、Type2 炎症の制御が最重要視されている（**図 5**）。そして実際、それら Type2 炎症制御を標的とした新薬は、AD に対し優れた治療効果を発揮している。それら新薬は大きく生物学的製剤と JAK 阻害薬に分類される。以下に最近の新薬の具体的標的部位と特徴を紹介する。

生物学的製剤

2022 年 9 月現在、デュピルマブ（デュピクセント®）とネモリズマブ（ミチーガ®）の 2 種類の製剤が保険適用となっている。最初に開発されたデュピルマブであるが、IL-4 受容体（IL-4R）の α サブユニット（IL-4Ra）に対する完全ヒト型モノクローナル抗体であり、日本では 2018 年より臨床的に使用可能となった。IL-4Ra は、IL-4 及び IL-13 のシグナル伝達に関与しているため、デュピルマブは

IL-4,IL-13 両方のシグナルを阻害する。日本では現在、一定の基準（全身の EASI スコア 16 以上、あるいは顔面の EASI スコア 2.4 以上等）を満たした中等症から重症の成人（15 歳以上）AD 患者への治療が認められている。デュピルマブは AD の炎症症状だけではなく痒みについても良好な治療効果を発揮しており、IL-4/IL-13 が AD 病態形成において中心的存在であることを実証した。また、デュピルマブ投与患者において免疫抑制などの重篤副作用は臨床的にほぼ認められておらず、安全性も高い薬剤である。このため、成人における難治性の AD 治療において中心的薬剤となっている。今後小児への適応拡大が期待される。

　ネモリズマブは IL-31 receptor A に対するヒト化モノクローナル抗体（IgG2 サブクラス）であり、日本では 2022 年に使用可能となった。IL-31 のシグナルを阻害することで、強力な止痒効果を発揮する。デュピルマブ同様、使用にあたり一定の基準を満たす必要があるが、13 歳以上からの使用が可能であること、痒みスコアの基準が加わったこと、また重症度基準は EASI スコア 10 以上など、その使用基準はデュピルマブと異なっている。デュピルマブ同様、免疫抑制などの重篤副作用は治験においてほぼ認められておらず、安全性も高い薬剤であることが期待される。適用になってからの日がまだ浅く、実臨床でのポジショニングは今後の検討課題であるが、AD 治療の新規治療選択肢として大いに期待されている。

JAK 阻害薬

　JAK には JAK1, JAK2, JAK3, Tyk2 の 4 種類（JAK ファミリー）が存在するが、上述してきた IL-4, IL-13, そして IL-31 はいずれもそのシグナル伝達に各種 JAK を介する。したがって、JAK の機能を阻害すれば Type2 サイトカインのシグナル伝達が阻害され、Type2 炎症の抑制が可能となる。現在外用剤としてデルゴシチニブ軟膏（コレクチム®）、経口 JAK 阻害薬としてバリシチニブ（オルミエント®）、ウパダシチニブ（リンヴォック®）、アブロシチニブ（サイバインコ®）の 3 種類が臨床的に使用可能となっている。それぞれの JAK 阻害薬は、JAK ファミリーのうちどの JAK を優先的に阻害するかで特徴づけられる。外用 JAK 阻害薬、経口 JAK 阻害薬ともに、従来薬に匹敵、場合によってはそれを上

回る治療効果を発揮している。外用 JAK 阻害薬はステロイド剤にみられた皮膚の菲薄化などの副作用や、また刺激感もほとんどなく、ステロイドが副作用等で使用しづらい部位、炎症が十分にコントロールできた部位への維持療法として多く用いられている。なお、小児も使用可能である。経口 JAK 阻害薬は、デュピルマブ同様、一定の基準を満たした中等症から重症の成人アトピー性皮膚炎患者への治療が認められている（ウパダシチニブ、アブロシチニブは 12 歳以上から使用可能）。JAK 阻害薬はいずれも生物学的製剤に匹敵する高い治療効果を発揮する。一方で、JAK は Type2 サイトカイン以外の様々なサイトカインのシグナル伝達にも関わっているため、JAK 阻害薬により Type2 サイトカイン以外のサイトカイン機能も阻害される。したがって、免疫抑制などの副作用の懸念（帯状疱疹の発症など）、特に経口 JAK 阻害薬の副作用の懸念は生物学的製剤より高まる可能性があるため、定期的な血液検査等が推奨されている。しかし、経口薬であることから患者にとっての利便性は高く、重要な治療選択肢となっている。

その他

　ホスホジエステラーゼ（PDE）4 阻害薬であるジファミラスト（モイゼルト®）軟膏が、2022 年より使用可能となった。ジファミラストは PDE4 を阻害することで細胞内のサイクリック AMP 濃度を上昇させ抗炎症効果を発揮する。これまでのデータからは、その抗炎症効果は比較的マイルドであることが推測されるが、刺激感など副作用がほとんど出現しておらず、小児も含め安全に使用可能な薬剤である。

おわりに

　AD の病態理解は、Type2 炎症という概念を中心に病態理解、治療開発が大きく進歩した。新薬の登場により、医師側としては AD の病勢コントロールは従来に比べ極めて容易になり、また患者においてもその QOL は著しく改善した。しかし一方で、Type2 炎症が誘導される根本的な機序、また、新規治療薬をいつまでどのように使用していくか、それら新規治療薬の適切な使い分けなど、未

だ不明な点、個別医療に向けた今後の課題も多く残されている。新薬を適切に使いつつ、病態解明、課題解決へのさらなる取り組みが今後も重要であると考えられる。

文献

1) Kabashima, K. New concept of the pathogenesis of atopic dermatitis: interplay among the barrier, allergy, and pruritus as a trinity. *J Dermatol Sci* **70**, 3-11 (2013).

2) Nomura, T., Honda, T. & Kabashima, K. Multipolarity of cytokine axes in the pathogenesis of atopic dermatitis in terms of age, race, species, disease stage and biomarkers. *Int Immunol* **30**, 419-428 (2018).

3) Honda, T. & Kabashima, K. Reconciling innate and acquired immunity in atopic dermatitis. *J Allergy Clin Immunol* **145**, 1136-1137 (2020).

これが私のベスト処方
〜私はこう考えてこう処方している〜安部正敏

スキンケア

● 皮膚の最大の機能はバリア機能である。患者にまずこの大原則の理解を促す。これはアトピー性皮膚炎に限ったことではない

● バリア機能を正しく作用させるためには、皮膚を健常に保つことが重要であり、保湿薬使用の重要性を理解させる

● 不思議なことに、患児についての診断の説明で"アトピー性皮膚炎"と告げると、地獄に落ちた如く狂乱する保護者であっても、"乾燥性湿疹"と言うと盆と正月が一緒に来たように喜ぶ場合を経験する。しかし、アトピー性皮膚炎は、あくまで免疫学的側面（言葉はよくないが患者にはアレルギーというと理解しやすい）と皮膚のバリア機能異常（あまりに一般用語であるが乾燥肌というと納得が得られる）の両者が発症に関与しており、両者を治療することが重要であることを理解させる

● 保湿薬を処方する際、「皮疹がない部位にも保湿薬を使用したほうがいいのですが、お持になりますか？」と問うと、外用薬塗布の煩雑さを想像するのか拒否される場合もあるが、「保湿薬は軟膏タイプ、クリームタイプ、ローションタイプと最近ではフォームがありますが、どれにしますか？」と問うと、4者択一になるため、保湿薬使用に前向きとなる

● 外用アドヒアランスが悪い患者には、処方薬ではなく、むしろ入浴剤などのOTCを勧め、日常生活習慣の中で保湿を行うことができるようにする

● スキンケアは当然保湿だけではなく、保清、保護が重要である。正しい洗浄方法を十分知らない患者やその家族も多く、時々洗浄方法、具体的にはナイロンタオルなどを使用していないか？石鹸を過剰に使用していないか？などを確認し、誤っている場合には正しいやり方を指導する。また、サンスクリーン剤についても夏場などにはその正しい使用法を指導する

- 保湿薬の塗布方法指導は、むしろ看護師に委ねるほうが医師の労力や診療時間を考えると得策である。看護師が十分な時間をとり、笑顔で正しい使用法を教授すると患者の理解も格段に向上する

- 保湿薬塗布方法指導に関しては"皮膚表面が少々てかる程度に塗布するとよい。塗布直後少しべたつく程度である"との指導を行っている。フィンガーチップユニットはそもそも副腎皮質ステロイド外用薬の指導である

- 保湿薬は季節や日常生活のシーンによって基剤を使い分ける。暑い夏はフォームやローション、乾燥が顕著な冬は油性クリームやクリーム。また、広範囲な背中などはローション、手はクリームなどきめ細かなニーズを拾うことでアドヒアランスは向上する

- 保湿薬のジェネリック医薬品は基剤が異なる場合があり注意を要する。概ね保険薬局は、その保湿薬の効果を最優先に考慮するが、時に何が何でもジェネリック医薬品！といった気迫を持つ保険薬局も存在するため、患者に基剤の理解を促し、必要に応じて処方箋で対処する

私のベスト処方

ヒルドイド®クリーム：べたつかず、塗りやすい。水中油型基剤のため、
　　ハンドクリームとしての使用も可能

ヒルドイド®フォーム：ポンプ式泡製剤と異なり、ガスが含有されているため噴霧が容易。短時間で広範囲にも可能であるため小児患者などに喜ばれる

（処方ではないが・・・）

コラージュDメディパワー保湿入浴剤：外用アドヒアランスが悪い患者にお勧め。入浴により細胞間脂質・天然保湿因子・皮脂を補うことが可能

外用療法

1）どの程度であれば外用コントロール可能か？

- まず、患者のやる気次第である。多くのアトピー性皮膚炎患者は炎症皮疹部面

積が少なくても、概ね広範囲がドライスキンである場合が多く、前述したスキンケアの重要性から、保湿薬は広範囲に塗布しなければならない。患者自身が、しっかり外用療法を行うと固い決意を持てば外用でコントロールが可能である

● しかし、ドライスキンを考えず、炎症病変のみを想定した場合、あくまで筆者の経験であるが、精々体表面積5%未満が外用療法をしっかり行ってもらえるレベルであろう。これは乾癬でも同じと考えられる

● このため、副腎皮質ステロイド外用薬と保湿薬の混合処方は賛否両論が存在することは承知の上で、塗布回数軽減とともに5%以上の広範囲の炎症病変部への塗布を促すよう、混合製剤を使用することも多い

● その際にはできるだけ容器は小分けにして、使用しない場合には冷蔵庫のドア裏へ保管するよう指導する

2) 副腎皮質ステロイド外用薬

● 湿疹・皮膚炎群治療の王道である

● 漫然とした長期間の連用は様々な局所副作用をもたらすため、患者教育が重要である

● 局所の炎症症状を十分に制御できるレベルの副腎皮質ステロイド外用薬をまず選択し、症状の推移と共に短期間でレベルダウンする

● 中には副腎皮質ステロイド外用薬使用を拒否する患者もおり、その場合には自己責任であるためそれに従ってもよいものの、医師としては適切な治療で治癒せしめたいものである。この場合、「副腎皮質ステロイドはあなたの体の中に山ほどある…」と告げれば案外態度を軟化させる場合も多い

● 痒疹に対しては、密封療法などを積極的に用いる

● また高度な病変に対しては古典的な亜鉛華軟膏重層療法などもお勧めするが、処置が煩雑であるため、短期の使用にとどめるのがコツである

● 頭部の湿疹病変の場合、副腎皮質ステロイドシャンプーも有効であり、日常生活習慣に取り込める治療としてアドヒアランスも向上する

私のベスト処方

ヒルドイド® ソフト軟膏＋アンテベート® 軟膏（等量混合）：外用アドヒ

アランスが低下している患者に塗布負担軽減のため

ロコイド® 軟膏：基剤にサンホワイトが使用されている外用薬

コムクロ® シャンプー：高度な頭部病変の患者に有効性が高い

3）タクロリムス軟膏

● アトピー性皮膚炎の顔面皮疹に有効であり、また瘙痒抑制効果も優れている

● 使用開始時刺激感がみられるが、数日連用することで刺激感は消失することが多い。ただし、刺激感軽減の観点から、成人であってもまず小児用の 0.03％を処方する場合も多い

● 本薬は年齢に応じて使用量の制限があり注意しなければならない

私のベスト処方

プロトピック® 軟膏 0.03％：成人においてもまず小児用を使用し、刺激感の有無を確認の上 0.1％にするとよい

4）デルゴシチニブ軟膏

● 外用 JAK 阻害薬であり、アトピー性皮膚炎の病態理論に誠に合致した薬剤である

● 筆者らの臨床研究により、デルゴシチニブ 4 週間外用使用でアトピー性皮膚炎患者の皮膚において、角質水分量増加など、バリア機能の改善が示唆されており、長期に使用することで炎症軽減以外の作用も期待できる

● プロトピック軟膏にみられる刺激感がないのが利点である

● 0.5％と 0.25％が存在するが、小児においても 0.5％を使用して差し支えがない

● 全身どこにでも使用でき、手掌病変に有効な場合があり試みる価値がある

● 本剤は全身体表面積の 30％の範囲を超えて塗ることはできないので、その範囲内で使用する

私のベスト処方

コレクチム® 軟膏 0.5％：高度な病変の場合には、まず副腎皮質ステロイド外用薬で炎症を抑えた後に用いるとよい

5）ジファミラスト軟膏
- 外用ホスホジエステラーゼ4阻害薬であり、局所副作用も少ない薬剤
- 1％と0.3％が存在するが、小児においても0.5％を使用して差し支えがない
- 本剤は1回あたりの使用制限量は設けられていない
- 副腎皮質ステロイド外用薬である程度制御できた場合に、本剤にスイッチし維持療法するとよい例がある

私のベスト処方

　　モイゼルト®軟膏1％：副腎皮質ステロイド外用薬である程度症状が落ち着いた後の維持療法に

6）抗ヒスタミン内服薬
- アトピー性皮膚炎においては今なお瘙痒制御目的に多くの患者に処方する薬剤
- アトピー性皮膚炎の瘙痒発生にはヒスタミン以外にも Thymic stromal lymphopoietin（TSLP）や IL-31 が関与しており、決してヒスタミンだけを抑制すれば瘙痒制御できる訳ではないが、使用経験が豊富で安価な治療として重宝する
- 原則非鎮静性の薬剤を選択する

私のベスト処方

　　ビラノア®：1日1回投与で内服アドヒアランスもよく、空腹時投与で患者のタイミングに応じて使用可能

　　アレロック®：1日2回投与であるが朝と就寝前投与の薬剤。比較的即効性で持続時間も長い

光線療法

1）どういう場合に光線療法が必要か？
- 外用および服薬アドヒアランスが低い患者や妊娠中の女性にも適用となる
- 全身の広範囲に紅斑を主体とする皮疹がみられる患者は全身型照射機器の適用

となり、逆に身体の一部分のみの場合には部分照射機器を用いる

●ナローバンド UVB は比較的短時間で照射が可能であり、簡便である。また、アトピー性皮膚炎においてはそれより長波長の UVA1 も有用性が高い

●外用療法との併用も可能である

全身療法

1）どういう場合に全身療法が必要か？

●一様に判断は難しいが、スキンケア、外用療法、抗ヒスタミン薬内服などを半年間程度続けたとしても十分な効果が得られない患者が対象となる

●特にアトピー性皮膚炎の症状が社会生活に大きな障害をきたしている場合に考慮する。たとえば、本疾患のため休職している患者や、引き籠りの患者などに考慮すべきである

●評価ツールは複数存在するが、筆者は ADCT（Atopic Dermatitis Control Tool）が簡便で、外来診療においても時間もかからず愛用している。7 以上がコントロール不良である

2）副腎皮質ステロイド内服

●急速に増悪した際、短期的に使用する

●必ず患者にあくまで緊急避難的な治療であり、長期にわたる処方はしない旨を十分理解させ、同意を得ておく

●定期的に受診せず、症状が悪化したときのみに来院し副腎皮質ステロイド内服薬を要望する患者が時に存在するので、そのような場合予測される全身的副作用を大いに強調し、あくまで一時的な使用である姿勢を崩さない

私のベスト処方

　　プレドニン ®：概ね投与開始時、免疫抑制効果が出にくい 20mg で開始し、数日間で漸減し早期に投与中止する

3）シクロスポリン内服

●皮膚科専門医は乾癬での使用経験が豊富であり、トラフ値測定など有効に安全

に使用する術を持っているが、アトピー性皮膚炎に関しては使用指針で 3 カ月以内の休薬が求められており、長期使用がしにくい状況であるため短期使用の同意を得た場合にのみ処方する

●瘙痒制御には極めて有効である

ネオーラル®：腎障害や高血圧の出現に注意しながら患者が延長を希望する場合の余裕を持たせて原則 8 週間程度使用を想定し開始する

4) 定期的 JAK 阻害薬

●短期間で瘙痒制御が可能な薬剤であり、瘙痒のため QOL が著しく低下している患者に用いる

●治療中のモニタリングが必須であり、胸部レントゲンを含め内科医による診察が必須である。たとえレントゲンが正常で、血中 KL-6 に異常がなくとも、呼吸器内科医は聴診により変化を見出してくれるものである

●現在バリシチニブ、ウパダシチニブ、アブロシチニブの 3 剤がある。バリシチニブは腎排泄、ウパダシチニブとアブロシチニブは肝代謝、バリシチニブは症状の改善と共に減量可能、ウパダシチニブとアブロシチニブは症状によって倍量投与可能など、それぞれに特性があるため十分注意して用いる

●小児患者には長期的副作用リスク軽減の観点から短期使用も勧める。本療法で症状が劇的に改善する場合も多く、その後従来治療に戻るようあらかじめ確約を得ておくとよい

●薬剤費用負担がかなり高額になるため、高額療養費制度や付加給付制度、多数該当などを十分に説明する

私のベスト処方

オルミエント®：症状により減量が可能であるため、比較的長期に用いる予定患者によい

リンヴォック®：症状により増量が可能であるため、最重症で急速に改善させたい患者、もしくは 12 歳から 14 歳の患者によい

---

5) デュピルマブ

●優れた有効性と共に安全性を有する注射薬であり、モニタリングも必須でない

などクリニックでも使用しやすい薬剤

● 2週間毎の投与で、自己注射も可能であることからアドヒアランスもよい

●改善するスピードは様々であるが、完全無効症例は少ない印象

●体幹の皮疹は改善するが、顔面の紅斑が残る例がありあらかじめ患者に提示しておく

私のベスト処方

デュピクセント®：オートインジェクターを選択し、極力自己注射を推奨する

6）ネモリズマブ

●特に瘙痒に対する有効性と共に安全性を有する注射薬であり、モニタリングも必須でないなどクリニックでも使用しやすい薬剤

● 13歳以上に保険適用があるため13歳、14歳の重症アトピー性皮膚炎患者によい適用となる

●アトピー性皮膚炎にみられる痒疹にも有効性が高く、また瘙痒により睡眠が障害される場合にも改善効果がみられる

私のベスト処方

ミチーガ®：掻破痕や痒疹がみられる患者によい適用となる

これが私のベスト処方
～私はこう考えてこう処方している～天野博雄

スキンケア

- アトピー性皮膚炎の治療においてスキンケアは不可欠である

- スキンケアにより、皮膚バリア機能を是正することで皮膚の状態を良好な状態に保ち、湿疹の改善ならびに再燃抑制につなげる

- スキンケアには洗浄、保湿、紫外線防御があるが、過度の洗浄は避けるよう説明する

- 洗浄は泡で洗うなどできるだけ愛護的に行うようにする。痒みが生じないようにするためタオルなどは使用せずに手のひらで洗うのが良い

- 脱脂力が強い洗浄剤は避けるようにする。また洗浄剤は十分洗い流すようにする

- 保湿はいつ行っても構わないが、可能であれば入浴後、皮膚が潤っている間が理想的であること、乾燥する前に塗ったほうが良いことを説明する

- 保湿剤にはワセリンを代表とするエモリエントとヒルドイドをはじめとするモイスチャライザーがある

- 効果や使用感の観点から、まずはモイスチャライザーを勧める。モイスチャライザーがしみるなどの刺激感がある場合、あるいは使用量が非常に多い場合は（保険上の問題もあるので）適切な外用量のチェックとともにエモリエント製剤も併用するようにする

- 例えばヒルドイドシリーズであれば、ソフト軟膏、クリーム、ローション、フォームなど多様なラインナップがあるため患者の好みで選択が可能である

- 患者によっては市販の製品を好む場合があるが、悪化因子にならなければ使用しても良く、保湿を心がけてもらうことを優先する

- 遮光剤はアトピー性皮膚炎患者への使用経験の豊富なものを選ぶように勧める。試供品を外来に常備しておき、サンプルを試してから購入すると良い

私のベスト処方

ヒルドイド®ソフト軟膏など：何といっても様々な剤型がラインナップしている。さらに多くのエビデンスもある。ステロイド外用薬などの外用薬との混合のデータもあることも長所である。患者自身が混ぜて使用することを好む場合にはヒルドイドシリーズは安心である。

ワセリン、プロペト®：できれば精製度の高いプロペト®がお勧めである。べとつき、てかりが目立つので患者の好みが分かれる。患者によってはプロペト®を塗ったときくらいにべとつかないと物足りないという方もいる。使用してみなければわからない。また、プロペト®は他剤と混合する場合でも問題となることはほぼない。

外用療法

1）どの程度であれば外用でコントロール可能か？

● 軽症から中等症の発疹であれば適切な外用療法を行うことでコントロール可能である。コントロールできないときはまずは外用の指導（後述）を行う

● 皮疹部に抗炎症外用薬を用いるリアクティブ療法をまずしっかりと行う

● フィンガーティップユニット（finger tip unit; FTU）を基本に外用を行うよう指導する。ただし、説明しても理解できないことを考え、各社が作成しているリーフレットを活用して説明する（ヒルドイド®シリーズやコレクチム®軟膏など）。なおかつ、実際に医師や看護師が塗ってみせる、さらに患者に自ら外用してもらい、それに対して指導・コメントするようにすると良い。場合によってはどの場所にどの外用薬を使用するかについてもシェーマで書いて渡すとなお良い（がなかなかここまでの指導は難しい）

● リアクティブ療法で寛解導入できた後は、プロアクティブ療法を行う

● プロアクティブ療法の説明を行う。湿疹がある部位だけでなく、以前に湿疹があった部位も含めて間歇的に外用を行う。一見正常に見える皮膚でも炎症が残存していることを説明する

2）ステロイド外用薬

- 最も基本的な抗炎症薬である。外用方法が正しければほぼ万人に効果がある
- 目的はあくまでも抗炎症作用であり、改善後のスキンケアには用いない。漫然と用いないよう留意する。改善後は前述のスキンケアに沿って外用する
- 皮疹の程度に見合ったランクのステロイド外用薬を用いるようにする。副作用を避けようと1ランク弱い外用薬を用いるというようなことは避ける
- 症状増悪時には1日2回の外用を行い、軽快時には1日1回あるいは隔日外用に漸減し、状態が良ければ保湿外用薬のみに変更する
- 一方、顔面に対しては基本的にマイルドクラスまでにとどめる。ストロング以上のランクの外用薬を用いる場合は長期間外用しないように処方量を少なくする、あるいは入院中のみ用いる、受診時に処置として外用するなど長期間の外用にならないよう工夫する
- 外用時間が長くなると外用そのものがストレスになる。できる範囲で外用時間の短縮を勧める。例えば、軟膏でなく油中水型乳剤性基剤を用いる、あるいは処方時にチューブではなく容器で処方するなど工夫する
- 全身などの広範囲の皮疹の場合は、まず集中的に改善させるべき部位、すなわち優先順位を決めることも有用である。例えば今週は上肢、次の週は下肢、などである
- 顔の左右、あるいは右手と左手など左右で異なる外用薬を試すのも良い。どちらが塗布感が良いか、あるいは刺激感など比べることができる
- 毛嚢炎、毛細血管拡張、感染症などさまざまな局所的副作用があるので注意する。特に若い年代では毛嚢炎が生じやすい

私のベスト処方

　　ロコイド®軟膏：顔面、頸部に効果があり、使用しやすい。

　　メサデルム®クリーム（軟膏）：使用感が良い。アンテベート®やマイザー®ほどの強さはないので、ロコイド®とマイザー®の中間的な強さとして使用しやすい。

　　マイザー®軟膏：アンテドラッグの very strong ステロイド外用薬であり、他の薬剤に比べて即効性がある。軟膏がやや軟らかい。

> アンテベート®軟膏：使いやすい軟膏で、マイザー®と比べるとやや固い。
> クリームも汎用性が高い。

3) タクロリムス軟膏

- 顔面、頸部に用いるべき優れた外用薬である。体幹・四肢については効果のある場合とない場合がある

- 発がん性については問題ないとの見解が出ている。念のため紫外線療法との併用は避けるほうが良い。外用のタイミングも基本的には夜とする

- 刺激感が出現することがあるが　おおむね1週間の使用で刺激感は薄れていく。我慢できる範囲の刺激感の場合は、継続してもらうよう最初から説明しておくことが肝要である

- 成人用（0.1%）使用で刺激感が生じる場合には小児用（0.03%）を用い、もしくは顔面の紅斑が目立つ場合などは最初から小児用を用いると良い。小児用が刺激感なく使用できる場合には成人用に変更も考える

> ### 私のベスト処方
>
> プロトピック®軟膏　0.1%、小児用 0.03%
> アトピー性皮膚炎患者の顔面、頸部への第一選択外用薬である。
> 使用できるのであればステロイド外用薬よりもプロトピック®軟膏が良い。

4) デルゴシチニブ軟膏

- 日本で開発された JAK 阻害外用薬

- 刺激感が少なく使用しやすい

- 効果のある患者と効果が見られない患者に比較的はっきり分かれる
  （レスポンダーとノンレスポンダーに分かれる）

- 顔面や体幹で効果が見られなくても手指、足趾などで奏効することがある

- ステロイド外用薬を用いている場合に急にデルゴシチニブ軟膏に変更すると、症状が再燃することがある。まずステロイド外用薬を1日1回、デルゴシチニブ軟膏を1日1回から開始し、徐々に切り替えていくと良い

- コレクチム®軟膏は1回に 5g まで使用可能である。すなわち、1回1本まで使

用して良いと説明しやすい。1日に2本まで使用できる。また、IFTU が 0.5g になるように口径が設計されている

私のベスト処方

コレクチム®軟膏：0.5％、小児用 0.25％

刺激感が少ないので使用しやすい。1回に5gチューブ1本まで使用可能なので使用量を説明しやすい。

5）ジファミラスト軟膏　1%、小児用 0.3%

● ホスホジエステラーゼ IV 阻害外用薬である。これまでにない機序の外用薬である

● 早期の痒み抑制がある

● 使用量の上限がないため広範囲の湿疹病変にも使用できる

● まだ使用経験が少ないため今後の症例蓄積が必要である

6）非ステロイド外用薬

● 接触皮膚炎の頻度が高く、かつ抗炎症効果が弱いため使用は控える

7）内服療法

抗ヒスタミン薬内服

● ガイドライン上は補助的役割である

● 一方で、内服により痒みが軽減する患者も少なくない。ステロイド外用薬との併用で効果があるという論文もあるので、内服を試しても良いと考える

● 使用方法に従ってきちんと内服していると、次回診察日には飲み切ることとなる。受診動機につながる

● 眠気などが起きにくい非鎮静性第二世代を用いる

私のベスト処方

1日1回内服薬

ルパフィン®：1日1回 10mg

ビラノア®：1日1回 20mg　空腹時

1日2回内服薬

タリオン®：1回 10mg　1日2回

アレグラ®：1回 60mg　1日2回

アレロック®：1回 5mg　1日2回（朝食後・就寝前）

全身療法

1）どういう場合に全身療法が必要か？

視診、症状から判断する場合

● 適切な外用治療を行っていても効果が見られない場合

　強い湿疹病変、痒疹結節が残るあるいは全身の湿疹

● 強いかゆみ（夜間の睡眠障害）があるとき

● 評価ツールで判断する場合

　・EASI 16 以上、POEM 8 点以上、ADCT 7 点以上など。

　・痒みについては　NRS5 以上、VAS　50 以上、かゆみスコア3以上

2）内服療法

　ステロイド内服：ごく短期間であれば行っても良いが長期の使用は不可である。繰り返しの使用になることが多いので注意する。費用が安価である。

● シクロスポリン内服療法

　・痒み、湿疹の両方に即効性がある。腎機能障害、高血圧、易感染性に注意する。ある時期のイベント（たとえば面接や試験など）にあわせて短期的に用いるには使用しやすい

　・皮膚悪性リンパ腫（菌状息肉症）に投与した場合には病状を悪化させるため、リンパ腫との鑑別を慎重に行う必要がある

● JAK 阻害内服薬

　・シクロスポリン内服と並んで痒み、湿疹病変に対して即効性がある

　・短期間はもちろん長期的な使用についても十分なデータがある

　・導入前、導入後の定期的な副作用チェックが必要

　・上気道炎、上咽頭痛、帯状疱疹、毛嚢炎の副作用がある

　・重症度が高い症例ではリンヴォック®、中等度の症例で将来的に減量を考える場合にはオルミエント®が良いであろう

・血清 TARC がバイオマーカーとして用いることができないこともあり、今後の課題である

・オルミエント®は減量できるというメリットがある。一方で毛嚢炎に注意が必要である

・リンヴォック®は 15mg が常用量であるが、30ｍｇまで増量可能である
　痒みに対して切れ味が良い。12 歳から使用が可能である

・サイバインコ®も 12 歳から使用が可能であるが、2022 年 12 月から長期処方が可能になったばかりのため使用経験が少ないのが現状である。今後の症例蓄積により他の 2 剤との使い分け方が定まってくるであろう

私のベスト処方：

　オルミエント®：痒みに対して効果が高い。4mg で開始し改善後 2mg に減量が可能。中等症に用いやすい

　リンヴォック®：痒みに対して効果が高い。15mg で改善がない場合に 30mg に増量できる。重症例に良い適応となる

3）注射薬

●デュピルマブ

・有用性、安全性から使用しやすい

・結膜炎の副作用があるが重篤な副作用はほぼない。理想的には投与前に眼科への受診が望ましい

・注射薬を好まない患者が一定数いる。そのような場合には内服薬を勧めてみる

・中止の判断が難しい

私のベスト処方：

　デュピルマブ®：副作用が少なく、効果も高い

●ネモリズマブ

・日本で開発された抗ヒト抗 IL-31 抗体製剤であり、痒み抑制に特化した薬剤である

・痒みを抑えることでアトピー性皮膚炎患者のもっとも重要な愁訴を改善させ
　る。痒みがとれることで皮疹も改善していく
・現段階ではデュピルマブは JAK 阻害内服薬の次に用いられているが、痒み
　が強い場合、あるいは　EASI が 10 〜 16 の患者には第一選択となる可能性
　がある

私のベスト処方：

　ミチーガ®：痒みが改善する。皮疹が残っていても痒みがないという状態
　　にもなる

これが私のベスト処方
〜私はこう考えてこう処方している〜井川　健

スキンケア

- 保湿外用薬を使用することは、皮膚のバリア機能の補完が第一の目的であり、ADに対して最も基本となる治療であり、有効性も高いと考えられる
- 現時点では相反するデータもあるためにはっきりした結論がでていないが、生下時よりしっかりした保湿外用薬を使用することがAD発症の予防につながる可能性がある、とする報告の存在は念頭に置くべきと考える
- ある保湿外用薬として頻用される軟膏について、処方量制限が一時期話題になった。FTU*（fingertip unit）の考え方を目安にすると、1日1回外用としても、全身に使用すると4週間で750g程度が必要となることはよく知っておくべきであるし、患者にも伝える必要がある
- 通常、広い面積に使用される薬物であるため、患者本人の塗りごこち、塗りやすさなど、少しでもアドヒアランスを上げる方策を検討する
- 季節要因も大きな検討事項である。軟膏、クリーム、ローション、フォーム等、一年を通して同じものを使うべきかを考える
  *FTU：外用薬がその効果を十分に発揮するためには、必要十分な量の外用薬を使用することが必要である。その目安として、近年導入されている考え方がFTUである。第2指の先端から第一関節部まで、口径5mmのチューブから押し出された外用薬の量がおよそ0.5gになる、とされており、これが英国成人の手掌で2枚分、すなわち、成人の体表面積のおよそ2%に対する適量である、とする考え方である。これが万人にとって最適な外用量なのかどうか、あるいは、チューブによっては量に差が出ることなど、知っておくべき問題はあるにせよ、患者への指導として、目安としてお話しをするときに非常に使いやすい。この量を一つの基準として、塗り心地などによって量を調節してもらう、と指導することになるだろう。

私のベスト処方

　ヒルドイド®ソフト、ヒルドイド®ローション、ヒルドイド®フォーム（季
　　節、好みに合わせて）

　親水軟膏＋精製水（10％程度から50％程度）　夏の時期など

外用療法

1）どの程度であれば外用でコントロール可能か？

●最近の全身療法導入の際の目安の一つとしてBSA10％があり、病変面積とし
　ては10％を下回るものについては外用療法によるコントロールを第一として
　考える。毎日外用治療を行う、という事情も考慮しても、この程度の病変面積
　であればなんとか患者にとっても許容範囲か、と思うところである

●もちろんそれ以上であっても、治療に反応して客観/主観的重症度共、速やか
　に中等症以下へ移行するのであれば、可能と考える。治療への反応をみる期間
　は3カ月を目安にする

●客観的重症度に見合ったステロイド等の抗炎症外用薬を使用して、3カ月程度
　で寛解状態となるようであれば、その後はプロアクティブ療法*を中心として
　コントロールを考える

●寛解状態として、最低限、客観的評価と主観的評価指標を一つずつ選び、数字
　でもって評価する癖をつけたほうが良い。筆者はIGA（Investigator's Global
　Assessment）0/1、ならびにDLQI（Dermatology Life Quality Index）0/1を
　念頭に置いている。血中TARC（Thymus and activation-regulated
　chemokine）値も参考にする

　***プロアクティブ療法**：適当な外用薬による治療により寛解導入に至った後、
　それをどうやって維持していくのか、という部分に関して、2000年代半ばか
　ら提唱されるようになってきたタクロリムス/ステロイド外用薬によるプロ
　アクティブ療法は、それを実現するうえで十分に考慮されるべき治療法と考えら
　れる。このプロアクティブ療法を確実に実行するには、医師側の治療法遂行に
　関する正確な知識と、患者-医師の信頼関係を基にした緊密な協力が不可欠で

ある。

　まず、プロアクティブ療法の前提は、徹底したリアクティブ療法であり、それをもってして寛解状態に持っていく（寛解導入）。その後、プロアクティブ療法のフェーズに入るわけであり、外用薬使用の頻度を少なくしていき、最終的に週2回程度の頻度にもっていったあと、しばらくの間はその頻度をキープする。患者への指導で重要なことは、プロアクティブ療法のフェーズにおける外用について、現在はすでに皮疹が消失しているように見える部分も含めて、もともと皮疹があった場所すべてに行う必要がある、ということである。患者さんにとってはなかなかわかりにくい指示であり、患者 - 医師の信頼関係を基にして十分に説明、納得を得ることを心に置く必要があるだろう。

●ステロイド外用薬

　ステロイド外用薬は様々な炎症性皮膚疾患の治療に使用される薬剤であり、特に最近新規治療薬の参入が続いているアトピー性皮膚炎治療においても、なお基本となる薬物であり、最新のガイドラインにおいても、推奨度I、エビデンスレベルA と高く評価されている。なによりも、外用薬という形態による薬物投与は、最も安全性が高い（全身への影響が最も少ない）薬物投与法と考えられる。さらに、局所に投与する薬物量をある程度自在に調節できる、ということも大きな利点と考えられる。

　実際、皮膚症状の重症度に合った効力をもつステロイド薬を十分に外用することにより、多くの炎症性皮膚疾患は治療され得る。その際、ステロイド外用薬の中における効力に関するランクや、基剤に関する知識は、皮膚科医にとっては必須のものである。また、ステロイド外用薬は、外用する部位によって主剤たるステロイドの経皮吸収が異なることも知られており、留意する必要がある。

・ステロイド外用薬の「ランク」

　ご存じの通り、日本では strongest、very strong、strong、mild（medium）、weak までの5群に分類されている。

・基剤

　ステロイドを溶解している基剤は、軟膏基剤（多くはワセリンを主体）、クリーム基剤、ゲル基剤、液基剤などがあり、さらに、クリーム基剤は油成分と水成分の混合の仕方によって油中水（w/o）型と水中油（o/w）型に分類されてい

る。同じステロイドでも、基剤によって臨床効果が明らかに異なることがあり、治療効果をみながら様々に検討を行うとよい。

・ステロイドの経皮吸収

　頭頸部や腋窩、陰部などでは吸収率が高く、逆に、掌蹠においては低い。吸収率の高い部位ではステロイド外用薬による副作用も起こりやすく、ランクの高いステロイド外用薬を使用する際には十分な注意が必要である。

・外用薬であるが上の問題点

　「外用する」ことに起因する問題点がある。外用することが不快であること、広範な病変部位に毎日軟膏やクリームを塗布することの面倒くささ、は外用薬使用における大きなマイナス面である。このため、外用薬治療の際、アドヒアランスの問題がしばしばクローズアップされる。

・副作用

　ステロイド薬の全身投与でみられる全身的副作用は、通常の外用薬使用法によっては起こるとしてもかなりの低頻度と考えてよい。ステロイド外用薬による局所的な副作用としては、よく知られたものとして皮膚の萎縮、菲薄化と、毛細血管拡張がある。また、酒皶様皮膚炎、さらには、接触皮膚炎（主剤、あるいは配合の抗生物質など）も時々経験される。

私のベスト処方

・体幹、四肢の中等症以上の紅斑、丘疹性病変へ

アンテベート® 軟膏：局所に1日2回塗布

ネリゾナ®ユニバーサルクリーム：局所に1日2回塗布

・体幹、四肢の痒疹結節へ

アンテベート® 軟膏　＋　ボチ　（重層療法）

ドレニゾン® テープ：夜間のみ

・顔面の中等症程度までの紅斑病変へ

ロコイド® 軟膏：1日2回塗布

アルメタ® 軟膏：1日2回塗布

●タクロリムス含有軟膏

　本軟膏は、1日使用上限量が定められており、その量を基本において治療を考える必要がある。成人の場合、0.1％タクロリムス含有軟膏を1回あたり5gで1日2回まで、小児の場合は年齢、体重によっての区別があり、0.03％同軟膏で、塗布回数は同様に2回で、1回あたりの上限が2歳〜5歳（体重20kg未満）で1g、6歳〜12歳（体重20kg〜50kg）で2〜4g、13歳以上（体重50kg以上）で5gである。使用量はFTUを目安にするとよい。

　このような上限量が定められていることもあり、ステロイド外用薬や保湿剤との併用をうまくやっていく必要がある。まず、慢性的なステロイド外用薬使用による副作用が出現しやすい顔面や頸部は優先的に本軟膏を使用する部位と考えてよい。上記の場所以外にも、間擦部位などもよい適応かもしれない。比較的に角層が厚い部位や厚くなるような慢性病変には効果が出づらいこともあるかもしれないが、そのような場所であっても病変部位のバリア機能はかなり障害されていると考えられるために治療効果を期待できる可能性はある。実際の反応性をみながらさまざまな病変に使用していくことになるだろう。

　本軟膏を外用した際の皮膚の刺激感は多くの症例においてみられ、注意が必要である。この刺激感が起こるメカニズムを説明する知見としては、タクロリムスが神経細胞において、バニロイド受容体を介したサブスタンスPの遊離を惹起する、ということが報告されている。遊離するサブスタンスPが枯渇するに従って刺激感の軽減が期待され、実際の症例においても、数日間継続して外用しているうちに、本軟膏による刺激感は軽快することが多い。従って、本軟膏を使用開始する前に、この刺激感について患者さんによく説明しておくことが重要である。

私のベスト処方

　　・ステロイド外用薬により急性期の湿疹反応が制御されたような軽症〜中
　　　　等症の顔面紅斑
　　・長期ステロイド薬外用による局所副作用が明らかな顔面紅斑
　　プロトピック®軟膏：1日1回　夜

●デルゴシチニブ軟膏

- ・デルゴシチニブ軟膏の AD 治療における位置づけとして、ガイドラインに記載された内容としては、寛解導入とその後の寛解維持期（reactive/proactive 療法）に使用できる抗炎症外用薬のうちの一つ、ということになる。
- ・抗炎症作用がそれほど強くない、非ステロイド外用薬であるということ、外用時の刺激感が少ないことから、現時点では、タクロリムス含有軟膏と互換のような形で使われていることが多い。
- ・以下はデルゴシチニブ軟膏使用に関して、現時点での私見を交えた見解である。本来は頭頸部専用というわけではなく、部位は選ばない外用薬である。1 日使用量の上限が定められているため、難しいところもあるが、体幹四肢の病変部位にもどんどん使っていってよいと考える。
- ・また、治療効果については、そもそもの機序が、JAK-STAT 経路を細胞内情報伝達に利用するサイトカインの制御をすることによって発揮されることになっている。したがって、背景にある免疫機構の多様性がある AD 患者すべてに均一な治療効果を期待することはむしろ難しく、おそらく good responder と non（good）responder が存在するのではないかと考えている。
- ・AD において病変形成に関与するだろうと考えられるサイトカインの中にも JAK-STAT 経路を情報伝達機構として利用しないものは複数あるためであり、今後、治療効果をあらかじめ見分けることのできるような phenotype の違い、あるいはバイオマーカーなどを追及する努力が必要と考える。

私のベスト処方

・顔面紅斑、あるいは体幹四肢の紅斑、丘疹性病変へ

コレクチム® 軟膏：1 日 2 回　局所外用

●ジファミラスト軟膏

- ・本邦では最新の外用薬である。使用経験が少ないため、はっきりといえることが少ない。
- ・細胞内の cAMP 濃度の増加を目指し、炎症反応の抑制を期待する薬物であ

るため、幅広い炎症抑制のターゲット設定のようである。あくまでも現時点での印象であるが、"より弱いステロイド外用薬"のような位置づけになるのではないか、と考えている。

私のベスト処方

・頭頸部、あるいは体幹四肢の紅斑、丘疹性病変へ

モイゼルト®軟膏：1日2回　局所外用

全身療法

1）どういう場合に全身療法が必要か？

・AD の治療を考える時に、頭に置いておくべき治療指針の基本は、確実な根拠をもって AD と診断された患者さんに対して、重症度に見合った適切な薬物治療を、増悪因子対策ならびにスキンケアの励行とあわせて行っていく、ということになる。

・薬物療法としては、ステロイド等の抗炎症性薬物の外用が基本となる。

・治療効果が今一つ、ということになると、まず、この診療指針を再検討するべきと考える。すなわち、診断に間違いないがないのか、重症度に見合った治療方法を選択しているのか、あるいは薬物が正しく使用されているのか、さらには見落としている増悪要因が存在してはいないか、スキンケアもしっかり行われているのか、といったことである。

・このように、現時点における治療行為全体の見直しを図ってもなお、良好な治療効果を得ることが難しい症例（中等症以上をキープ）においては、全身療法を積極的に検討してよいのでは、と考える。

2）内服療法

●シクロスポリン

・本邦では 2008 年 10 月、16 歳以上の既存治療で十分な効果が得られない最重症 AD 患者にシクロスポリンの適応が追加された。

・国内外において、AD に対する有効性が示されており、最新のガイドラインでも推奨度 2、エビデンスレベル A、と評価されている。

・腎機能障害や高血圧の発症など、長期使用による安全性が確立していないことから、用量（3 〜 5mg/kg/day）、期間（12 週以内）をしっかり遵守して使用していくことが求められる。

私のベスト処方

・痒疹タイプなど強いかゆみのある AD 症例

ネオーラル®（50mg）　2-4C：朝夕で内服

● JAK 阻害薬

・JAK1/2 阻害薬であるバリシチニブ、JAK1 阻害薬であるウパダシチニブとアブロシチニブが適応である。

・新規の薬物であるが、現時点まで、重篤な副作用が頻発する、といった報告はない。しかしながら、本薬物を AD に使用する際には、事前のスクリーニング検査と投与中のモニタリング検査を定期的に施行することが日本皮膚科学会から推奨されており、詳細はそれぞれの最適使用推進ガイドラインをよく理解しておくべきである。

・早期からの自覚症状（かゆみ）の改善、皮疹の改善がみられることが特徴の一つである。また、抗薬物抗体の出現などはあまり考えなくてよい、と思われる。

私のベスト処方

・痒疹タイプなど強いかゆみのある AD 症例

オルミエント®（4mg）　1 錠：朝内服

リンヴォック®（15mg）　1 錠：朝内服

サイバインコ®（100mg）　1 錠：朝内服

3）注射薬

● デュピルマブ

・良好な治療効果とともに、結膜炎を代表とする眼周囲の炎症反応（？）が出現する以外に重篤な副反応がほとんどみられず、現状では非常に優れた AD

治療薬であると評価されている。

・使用法について私見を述べれば、抗体製剤であることや長期使用による重篤な副反応が目立たないこと、アトピー性皮膚炎が慢性の炎症性皮膚疾患であることなどを考慮したうえで、現時点では、1回使用を開始して良好な効果が得られたのであれば、早い時期の中止、再開などを繰り返すようなことをせず、できるだけ長期間使う、という形がよいのでは、と考えている。

・すなわち、寛解導入／フレアマネージメントの目的で使うのではなく、寛解導入から引き続いて、寛解維持期の薬物としても使っていけるのではないだろうかとと考えている。

・なお、いわゆる出口戦略は、新規治療薬全般について、今後検討していくべき重要課題である。

私のベスト処方

・「標準治療」にて中等症以上の AD 症例

　デュピクセント®（300mg）：2週に1回　皮下注、なお初回投与は
　　600mg

●ネモリズマブ

・2022年に本邦において世界に先駆けて AD に対する適応が通った。IL-31 受容体に対する抗体製剤である。

・総合的な抗炎症効果も期待できるが、なにより、かゆみを抑制する効果については強力である。

・まだ具体的な使い方の議論が始まったばかりであるが、かゆみ抑制効果の強力さと効果発現の速さから、痒疹タイプの AD に対してはよい適応のように感じる。

これが私のベスト処方
〜私はこう考えてこう処方している〜加藤則人

スキンケア

- アトピー性皮膚炎は、バリア機能が低下した皮膚に、日常生活での軽微な非特異的刺激が作用して皮膚炎が生じることが、主要な病態である
- 皮膚バリア機能が低下した皮膚では、知覚神経の表皮内への伸長がみられ、通常は痒みを感じない刺激で痒みが誘発される「痒み過敏」（アロネーシス：alloknesis）に関与する
- 皮膚バリア機能が低下した皮膚から侵入したアレルゲンによる感作も、アトピー性皮膚炎の悪化に関与するだけでなく、食物アレルギーや喘息など全身のアレルギー疾患につながる可能性がある
- 皮膚バリア機能が低下した皮膚では、角層からの水分蒸散が増加し、臨床的にはドライスキンを呈する
- ドライスキンに対する保湿のスキンケアでは、保湿外用剤の塗布が重要である
- 保湿外用剤は、角層の水分含有量を増加させ、痒みの閾値を上昇させる働きがあると考えられる
- 保湿外用剤は、1日1回塗布するよりも1日2回塗るほうが保湿効果が高い。保湿外用剤を1日1回塗るならば、入浴後すぐに外用するよう指導する
- 保湿外用剤には、使用感がいいクリームやローション、泡状スプレー（フォーム）などの製剤もある
- 処方前に少量を試用してもらい、個々の患者に合った製剤を見つけることが、治療のアドヒアランスを高める上で大切である
- ステロイド外用薬やタクロリムス外用薬による治療で湿疹が寛解した後にも保湿外用剤を塗布することは、寛解状態の維持に有効なので、湿疹が軽快しても保湿外用剤を継続して使用するよう指導する
- 外用薬は擦り込んで薄く伸ばすのではなく、皮膚に乗せるように塗るよう指導

する

● アトピー性皮膚炎の病変部皮膚で増加することが多い黄色ブドウ球菌も、皮疹
の悪化につながることから、入浴やシャワーによる清潔のスキンケアも重要で
ある

● 入浴時の清拭において石けんや洗浄剤、シャンプーやリンスのすすぎ残しがあ
ると、悪化因子になりうるので、よくすすぐよう指導する

● 汗を放置すると痒みを惹起することがある。発汗の多い季節などには、かいた
後の汗をそのまま放置せず、シャワー浴や流水洗浄、おしぼりによる清拭、汗
で濡れた衣類を着替えるなどの対策を指導する

私のベスト処方

　ヒルドイド®：多彩な剤形がある。患者の好みも加味して剤形を選択する
　　ことで、外用のアドヒアランス向上が期待できる。入浴後だけでな
　　く、朝や日中も使用しやすい。

外用療法

1）どの程度であれば外用でコントロール可能か？

● 強い炎症を伴う皮疹*が体表面積の 10% 未満にみられる中等症以下の症例

● 「ステロイド外用薬による治療で寛解しない重症例」という紹介でも、それま
でのステロイドの外用量が不十分な場合には、広範囲に皮疹がみられても適切
な外用指導で寛解することを少なからず経験する

　*強い炎症を伴う皮疹：紅斑、丘疹、びらん、浸潤、苔癬化などを伴う病変（厚
生労働科学研究班で開発された「重症度のめやす」より）

2）ステロイド外用薬

● 症状を和らげるだけでなく、アトピー性皮膚炎の皮膚で起こっている炎症を十
分に制御しないことで生じる悪循環による悪化・慢性化を止める薬物療法の主
体である

● 急性病変、慢性病変のいずれにも有効で即効性が期待できる

● 診療ガイドラインに沿って皮疹の性状や重症度、部位などを考慮して適切なラ

ンクのものを選択し、必要な量を必要な期間、適切に使用して炎症を十分に抑制することが肝要である

●苔癬化や痒疹結節のような慢性皮疹には、強めのステロイド外用薬が必要になることが多い

●臨床試験では、皮疹が改善するよりも早く痒みに対する効果がみられているものもあり、「塗ると痒みが軽減するか」は外用早期の臨床効果の指標になり得ると考える

●一見ただの乾燥皮膚に見えても、触ったときにザラザラ、ブツブツしている部位には皮膚の炎症があり、ステロイド外用薬を塗るべきであることを患者に理解させることが大切である

●皮膚萎縮などの副作用の可能性を減らすために、ステロイド外用薬で皮疹が改善したら、外用回数を減らす、ステロイド外用薬のランクを下げる、タクロリムス軟膏やデルゴシチニブ軟膏に移行する、などの方策がある

●ステロイド外用によって皮疹が十分に軽快した後にステロイド外用薬を中止すると再燃する恐れのある皮疹に対しては、ステロイドのランクを下げて連日外用するよりも、同じ薬剤の外用頻度を減らして寛解維持を目指すことが多い

●「適切な治療で皮疹が安定した状態が維持されれば寛解が期待される疾患であること」、「良くなった状態を長く維持することが大切」なこと、そのために「ステロイド外用薬で皮疹が軽快した時にも受診してほしい」ことをあらかじめ患者に伝えておく

私のベスト処方

マイザー®軟膏：重症の皮疹に対して

リドメックス®ローション：頭皮の皮疹に対して

ロコイド®軟膏：顔の皮疹に対して

---

3) タクロリムス軟膏

●ステロイド外用薬でみられる皮膚萎縮の副作用がみられないため、顔面や頸部など薬剤が吸収されやすくステロイド外用薬の副作用が出現しやすい部位の皮疹に対して、特に高い適応がある

- ステロイドの外用による皮膚バリア機能低下でさらなる悪化が懸念されるアトピー性皮膚炎患者の手湿疹に対しても、有用である
- ステロイド外用による眼圧上昇が懸念される眼周囲の皮疹にも、極めて有用である
- 顔や頸部だけでなく、体幹・四肢の皮疹にも有効だが、外用量の制限に注意が必要である
- 外用開始初期に熱感や痒みなどの刺激症状が出現することがあるが、多くの場合は外用を継続していると次第にこれらの刺激症状は軽快していくことを、外用開始前に患者に伝えておく
- 刺激症状が強い場合は、外用時に保湿外用剤で薄めて使用する、顔や頸部の皮疹の場合は頸部や額の皮疹から外用を始める、などの方策を考慮する
- 痒みに対する効果が期待できる
- 紫外線療法との併用は避ける

私のベスト処方

プロトピック® 軟膏：顔や頸部の皮疹に対して、短期間ステロイド外用薬を使用した後に、本剤に切り替えて寛解を維持する

4）デルゴシチニブ軟膏

- ステロイド外用薬でみられる皮膚萎縮の副作用がみられないため、顔面や頸部など薬剤が吸収されやすくステロイド外用薬の副作用が出現しやすい部位の皮疹に対して、特に高い適応がある
- 外用による刺激感が少ないため、外用に伴う刺激症状のためにタクロリムス軟膏を続けられない場合にも、有用である
- 痒みに対する効果が期待できる
- 外用量の制限がある
- 痤瘡がみられることがある
- 紫外線療法との併用は避ける

> **私のベスト処方**
>
> コレクチム®軟膏：外用による刺激感が少ない。顔や頸部の皮疹に対して、短期間ステロイド外用薬を使用した後に、本剤に切り替えて寛解を維持する

5）ジファミラスト軟膏

● 臨床試験のデータからは、痤瘡の頻度も低いようである

> **私のベスト処方**
>
> モイゼルト®軟膏：タクロリムス軟膏やデルゴシチニブ軟膏で痤瘡が出現する患者に使用してみたい

6）非ステロイド系抗炎症外用薬

● 効果が低く、接触皮膚炎を起こす可能性があるため、使用しない

7）外用療法に補助的に用いられる抗ヒスタミン内服薬

● アトピー性皮膚炎では、ヒスタミンと H1 受容体を介する痒み以外の痒みメディエーターの関与を示唆する報告が多い

● アトピー性皮膚炎患者に内服抗ヒスタミン薬を処方することは少ないが、夜になると痒くなる、疲れたときに痒くなる、などの患者では、膨疹発作がみられることがあり、そのような場合は抗ヒスタミン薬を処方する。痒いときの皮膚の状態をスマートフォンなどで撮影しておいてもらうと参考になる

● ペットを飼っている人の家に行くと悪化する、スギ花粉症の季節に皮疹が悪化するなど、アレルゲンへの曝露で皮疹が悪化する場合には、肥満細胞が遊離するヒスタミンと H1 受容体が関与している可能性を考え、抗ヒスタミン薬を処方している

● 皮膚を掻くことで誘導される掻破行為には肥満細胞が遊離するヒスタミンと H1 受容体が関与していることを示す動物実験のデータがある。「掻き始めるとますます痒くなる」患者には、抗ヒスタミン薬が奏効することをしばしば経験する

●処方する場合は、非鎮静性の第二世代抗ヒスタミン薬を選択している

私のベスト処方

　タリオン®錠：即効性があるので、膨疹発作の兆しを感じたらすぐに服
　　用してもらうようにしている

全身療法

1）どういう場合に全身療法が必要か？

●中等症以上で、皮疹の重症度に応じて適切なステロイド外用薬を十分な量と期間外用しても、コントロールできない場合

● EASI スコア 16 以上で、体表面積に占めるアトピー性皮膚炎病変の割合が10％以上

●顔面の広範囲に強い炎症を伴う皮疹を有する（頭頸部の EASI スコアが 2.4 以上）場合にも考慮

●長期の寛解を目指すためには、現時点ではデュピルマブ、JAK 阻害薬のいずれかを選択することが多い

●全身療法を始める前に、もう一度診断が正しいか、適切なステロイド外用薬を十分な量と期間外用しているかを確認することが大切である

●それぞれの薬剤の特徴（メリットとデメリット）に関する情報を資材なども用いてわかりやすく説明して患者と理解を共有し、患者とともに治療法を選択する

●デュピルマブや JAK 阻害薬による治療は、高額療養費制度を活用しても、患者の経済的負担から使用が困難なことも少なくない。患者の経済的な負担に十分に配慮する必要がある

●今後、どのような背景、皮疹や症状を持つ患者にどの全身療法を選択するか、患者の層別化と最適化の検討が進むことが望まれる

2）内服薬

●ステロイド

　・使用するとしても、急性増悪に対する短期間の使用にとどめるべき

● シクロスポリン

・1日1回朝食前2～2.5mg/kg/日の内服で、比較的早期から皮疹と痒みの軽減が得られることが多い

・8～12週で中止して2週間以上休薬することが必要で、長期の寛解維持のために用いにくい

・腎機能障害、高血圧、感染症など安全性への配慮が必要

・生物学的製剤やJAK阻害薬に比べると経済的な負担が少ない

私のベスト処方

　　ネオーラル®：受験前など期間を限定して早期に軽快させたい場合、経済的な負担を少なくしたいという希望がある場合などに用いる

● JAK阻害薬

・早期から皮疹や痒みに対する効果がみられることが多い

・シクロスポリンと異なり、長期間の使用が可能なことから長期の寛解維持にも有用

・帯状疱疹など免疫抑制作用に伴う副作用以外に、造血系への影響、肝機能への影響など、安全性への十分な配慮が必要である。厚生労働省が発行する最適使用推進ガイドラインに沿って使用する

・長期の安全性は不明である

・経済的な負担から使用できないこともある

・結膜炎のためにデュピルマブが継続できない場合に用いることがある

・バリシチニブ、ウパダシチニブ、アブロシチニブのどれをどの用量で用いるのが、どのような患者のどのような状況に最適かについては、今後それぞれの臨床試験のデータとともにリアルワールドのデータなどに基づいた目安が示されることが望まれる

私のベスト処方

　　オルミエント®：デュピルマブで寛解しない例に有効なこともある

---

3) 注射薬

●デュピルマブ

・有効性と安全性から、現時点で全身療法の第一選択になることが多い

・JAK 阻害薬に比べると、効果の発現はやや緩やかである

・皮疹の改善よりも痒みに対する効果が早く現れることが多い

・自己注射についても説明する

・本剤の単独使用では皮疹や痒みが十分に軽快しないことも多いので、ステロイド外用薬など抗炎症外用薬、保湿外用剤を継続するのが基本である

・結膜炎の出現や悪化に注意が必要である

・長期の安全性は不明である

・経済的な負担から使用できないこともある

・合併する喘息が軽快しても患者の自己判断でこれまでの喘息の治療を中断しないよう、患者に対して医師の指示なく、それらの疾患に対する治療内容を変更しないよう指導するとともに、喘息の主治医と連携して使用する

私のベスト処方

　デュピクセント®：全身療法が必要な場合に、まず用いることが多い

●ネモリズマブ

・アトピー性皮膚炎の痒みをターゲットにした治療

・本剤使用中も、抗炎症外用薬などアトピー性皮膚炎に対する治療は継続する

私のベスト処方

　ミチーガ®：皮疹の重症度に比べて痒みの訴えが強い場合に用いることがある

これが私のベスト処方
～私はこう考えてこう処方している～金澤伸雄

スキンケア

- スキンケアは病院での医師による治療との境界領域であり、様々な選択肢がある

- 何かを塗るという行為そのものだけでなく、掻かない、こすらない、日焼け対策をする、手袋をする、冷えを避ける、など皮膚に気を遣う、皮膚をいたわるという意識をもって行う行為すべてと考えてもよい

- アトピー性皮膚炎は乾燥肌、過敏肌をその基礎としており、すべての患者に広義のスキンケアが必要である

- 日々の天候、気温、湿度、肌の状態、部位やその日の活動性などによって必要性や適性を見極めて行うべきものである

- 単一の薬剤を処方して毎日全身に塗るよう指導すればいいというものでなく、患者の肌質を見極め、どのような時にどのようなものをどれだけ塗るか、患者の要望もふまえてきめ細かく指導する必要がある

- 処方可能な保湿剤にはヘパリン類似物質に代表されるモイスチャライザーと、ワセリンに代表されるエモリエントがあるが、モイスチャライザーは刺激感を生じることがあるため、過敏肌や高齢者にはワセリンを勧める

- 尿素製剤は刺激感を高率に生じるため、アトピー性皮膚炎患者には基本的には勧めない

- ほとんどの患者にヘパリン類似物質製剤を処方するが、フォーム、スプレー、ローション、クリーム、油性クリーム、ソフト軟膏と様々な剤型があるなか、患者のニーズに合わせた製剤を十分量を処方する

- 皮膚炎が重度の時はステロイドなどの抗炎症外用剤を優先し、保湿剤は明らかな皮膚炎がないところにのみ外用するよう指導する

- 小児においては保護者が、成人においてはパートナーが、本人の手の届かない

部位にも外用してあげることで、体表を漏れなくカバーできるだけでなく、スキンシップを通じた愛情表現となり、患者の精神安定につながると期待される

私のベスト処方

　ヒルドイドソフト®軟膏：顔面を含む全身に、ハンドクリームのように塗ってもらう

外用療法

- 急性・慢性病変を問わず、寛解導入のために十分な強さ（多く場合、顔面頸部以外は very strong クラス、顔面頸部は strong クラス）のステロイド外用剤を患者に1日2回外用する
- 顔面頸部の症状が強くなければ、最初から0.03％タクロリムス軟膏、ジファミラスト軟膏、デルゴシチニブ軟膏の使用も考慮する
- 剤型は軟膏を基本とするが、皮疹の乾燥の程度や脂漏部位かどうか、発汗の程度などに応じて、患者と相談してクリームやローションも選択する
- 頭部にはステロイドローションの使用を基本とするが、広く皮疹があり痒みが強い場合はシャンプー、局所的に難治性の皮疹が残る場合はクリームや軟膏も併用する
- 外用量は finger tip unit を基本とし、「歯磨き粉のように」薬を指に出して「たっぷりべったり」塗り、寛解導入までは追加の保湿は不要であることを指導する
- ヘパリン類似物質軟膏やワセリンと混合してカップに入れて処方することで、finger tip unit にこだわらず「たっぷりべったり」塗りやすくなる
- 急性病変は2-3週間毎日外用を継続したあと、外用回数と量を漸減し、減らした分は夜1回保湿剤外用に変更する
- ステロイド剤外用の中止が難しいようであれば、0.1％タクロリムス軟膏を使用する。非ステロイドであるだけでなく、バリア障害の程度に応じて吸収されるため、広く塗っていながら必要に応じたドラッグデリバリーが可能であり、「保湿剤代わりに広く長く塗る」と説明すれば理解を得られやすい。顔面頸部

は、刺激症状に注意しながら 0.03% タクロリムス軟膏を毎晩全体に塗布するよう指導する

●タクロリムス軟膏による刺激感が強いようであれば、デルゴシチニブあるいはジファミラスト軟膏を用いるが、いずれもバリアが改善した皮膚からも吸収されるため、外用量と範囲が大きくなりすぎないよう注意する

●小児などで滲出性の強い病変には、亜鉛華軟膏とステロイド軟膏を混合し、ガーゼに伸ばして貼付し包帯を巻くことで、掻破を予防し乾燥を促す。亜鉛華軟膏が患部にこびりつくが、ガーゼ交換時にあえて完全に洗い落とさないことが症状改善のコツである

●慢性病変（苔癬化局面・痒疹）はより長期のステロイド剤の継続外用を要し、改善度に応じて、また場所により、ステロイド貼付剤やラップを用いた密封療法、ステロイド剤の局所注射も考慮する

●痒疹に対しては、タクロリムス軟膏外用、密封療法、ターゲット型 NB-UVB 照射も有用である

●外用療法で寛解導入できないが、高額な全身療法が難しい症例には、全身への紫外線照射も考慮する。UVA1 は 20 分前後と NB-UVB に比べ長時間照射する必要があるが、乾式サウナのイメージで痒みに対して有効性が期待でき、色素沈着が少ないメリットがある

私のベスト処方

アンテベート® 軟膏：軽症例から重症例まで広く用いられる。基材にスクワランを含み、塗り心地がよい

プロトピック® 軟膏 0.03%：顔面に保湿剤代わりに広く長く使用できる

全身療法

●抗アレルギー薬は補助療法と位置付けられているが、蕁麻疹・浮腫性紅斑や鼻炎・結膜炎などの合併症がある場合だけでなく、痒みの強い症例や広範囲に病変がある症例ではまず併用すべきである。蕁麻疹の合併の有無は皮膚描記症の有無を見ればよい

- 第3世代抗アレルギー薬を第一選択に、患者のライフスタイルに合わせて1日1回内服か2回内服か選択し、効果の強さと眠気のリスクのバランスを考えて処方を決める

- 季節の変わり目や急な肉体的精神的ストレス、体調不良などによる急性増悪に対しては、ステロイド剤の数錠数日内服による改善も目指してもよいが、減量中止により再燃・リバウンドするリスクがある

- 痒みが強い症例や痒疹タイプにはシクロスポリン3-5mg/kgが有効であるが、長期内服により高血圧と腎機能低下が高頻度に生じ、減量すると再燃するケースが多いことから、最近はめっきり使用頻度が減った

- EASIスコアが全身で16以上、頭頸部のみで2.4以上を目安に、中等症以上の患者であれば、生物学的製剤の皮下注やJAK阻害薬の内服による全身療法を勧める。いずれも寛解導入だけでなく、高額医療制度によるメリットを得て寛解維持に有用であることを説明する

- デュピルマブは皮下注製剤であり、また16歳以上しか使用できないが、免疫抑制の副作用はなく、2型に傾いた炎症反応を正常化させることで、痒み、バリア異常、線維化にも有効性が高い

- 血液検査でバイオマーカーとして知られるLDHやTARCが速やかに低下し、IgEも徐々に低下するが、好酸球がなかなか下がらない症例もある。皮疹が思ったほど改善せず担当医としてもどかしい思いをすることがあるが、患者自身は意外と治療前に比べ痒みなどの自覚症状がずいぶん軽減していると話すことも多い

- 定期的に注射するほうが、毎日内服するよりもアドヒアランスが高く、また副作用も結膜炎程度で、寛解維持に適している。感染症などの導入前検査も不要で高齢者にも安心して使用できる

- 十分な寛解期間の後、投与間隔を徐々に延ばしてから中止することで再燃への不安を軽減し、外用も含めたdrug freeを実現できる例もある

- JAK阻害薬は内服薬であるが、乾癬に対する生物学的製剤の使用と同様に導入前に感染症などの検査が必要なため初診日すぐに処方することはできず、導入後も定期的なモニタリング検査が必要となるデメリットがある

- JAK阻害薬の中では、関節リウマチでの使用実績のあるバリシチニブの発売

が先行したが、JAK1 と 2 双方を抑えるために血球減少や帯状疱疹のリスクも危惧され、未だ投与経験はない。ただ、IL-5 のシグナルも抑えることから、好酸球増多が改善しない症例などに試みる価値があると考える

● JAK1 阻害薬であるウパダシチニブは、関節リウマチでの使用実績があるだけでなく、12 歳以上の小児にも適応があり、有用性が高い。主にデュピルマブを投与できない小児や、注射よりも内服を望む患者に投与する。内服翌日には痒みの軽快を自覚することが多く、皮疹は遅れて改善する。ただ、2 型炎症のマーカーである TARC が低下せず、むしろ上昇する例もあり、慎重な観察が必要である

● デュピルマブとの head-to-head 試験の結果、ウパダシチニブ 30mg 内服はデュピルマブより早く良く効くが、上気道感染、ざ瘡、帯状疱疹、貧血、肝障害、CK 上昇などの副作用がデュピルマブより多くなることが報告されている。一方、15mg では効果、副作用ともデュピルマブと大きな差はない

● アトピー性皮膚炎をターゲットに開発された JAK1 阻害薬であるアブロシチニブも 12 歳以上の小児に適応をもつが、発売後 1 年間は長期処方ができないことから、ほとんど投与経験がない

● IL-31 をターゲットにしたネモリズマブ皮下注は、痒みの制御に特化した治療であることから、痒みが強い症例が対象になると考えられる。ただ、副作用にアトピー性皮膚炎の悪化があり、やはり抗炎症効果が弱いと思われることから、皮疹が中等症、あるいは皮疹のわりに痒みが強い症例がいい適応と考えられる。実臨床での評価はまだこれからである

私のベスト処方

デュピクセント® 皮下注ペン：最重症でなければ即効性をもって痒みと皮疹を軽減し、着実にバリアを改善し、アドヒアランスも高い

これが私のベスト処方
〜私はこう考えてこう処方している〜佐伯秀久

スキンケア

- アトピー性皮膚炎では皮膚バリア機能が低下し、ドライスキンとなる
- 皮膚バリア機能低下を補正するためにスキンケアが重要である
- スキンケアの基本は、皮膚の清潔と保湿である
- 皮膚の清潔には入浴、シャワー浴を励行し、その後に保湿・保護剤を外用する
- 入浴・シャワー浴時の湯の温度に関しては、38 〜 40 度が好ましい
- 洗浄剤は洗浄後に乾燥が強くなるものは避け、刺激がなく使用感の良いものを選ぶ
- 洗浄剤はよく泡立てて使い、機械的刺激が少ない方法で洗う
- 洗浄後は洗浄剤が皮膚に残らないよう十分にすすぐ
- 保湿・保護剤の外用は皮膚炎の再燃予防と痒みの抑制に繋がる
- 保湿剤にはヘパリン類似物質含有製剤や尿素軟膏などがある
- 保護剤には白色ワセリンや亜鉛華軟膏などがある
- アトピー性皮膚炎患者の皮膚は、一見正常にみえる部位でもドライスキン状態にある
- 保湿・保護剤は一見正常にみえる部位も含めて全身に外用することが望ましい
- 抗炎症外用薬により皮疹が寛解した後も保湿・保護剤を継続して使用することは、寛解維持に有効である

私のベスト処方

　　ヒルドイド®ソフト軟膏：乾燥の強い時期の保湿剤として有効

　　ヒルドイド®ローション：夏の時期の保湿剤として有効

　　プロペト®：最も刺激の少ない保護剤の1つとして有効

外用療法

1）どの程度であれば外用でコントロール可能か？

● 全身療法の適応として eczema area and severity index（EASI）スコア 16 以上が 1 つの目安になっている

● 基本的に EASI スコアが 16 未満であれば外用でコントロール可能と考えられる

2）ステロイド外用薬

● アトピー性皮膚炎治療の基本となる薬剤であり、強さによって 5 つのランクに分類される

● 皮疹の重症度や外用部位によって、適切なランクの薬剤を選択する

● Finger tip unit の概念を参考にして適切な量を外用することが重要である

● 顔面や頸部は局所的な副作用（皮膚萎縮や毛細血管拡張など）が出現しやすい部位なので、短期間の使用にとどめる

● 顔面や頸部はタクロリムス軟膏、デルゴシチニブ軟膏、ジファミラスト軟膏などの使用が適する部位である

● 小児に対してランクを下げる必要はないが、成人に比べて比較的短期間で寛解に導ける

私のベスト処方

　アンテベート®軟膏：重症な皮疹のコントロールに有効

　ロコイド®軟膏：軽症な皮疹のコントロールに有効

3）タクロリムス軟膏

● 細胞内のカルシニューリンを阻害する薬剤である

● 成人用の 0.1％軟膏と小児用の 0.03％軟膏の 2 種類がある

● 0.1％軟膏の強さはステロイドのストロングランク（III 群）とほぼ同等である

● 1 回使用量には上限があるので注意する。0.1％軟膏では 1 回の使用量の上限は 5 g である

● 小児では年齢や体重に応じた 1 回使用量の上限が設定されている

- 外用部位に一過性の灼熱感、ほてり感などの刺激症状が現れることがある
- 刺激症状は皮疹の改善に伴い消失することが多いので、そのことを予め患者に説明しておく
- 本剤の使用は皮膚癌やリンパ腫の発症リスクを高めないとのエビデンスが集積されている

> **私のベスト処方**
>
> プロトピック®軟膏：ステロイドを使用しにくい場合に特に有用。眼囲にも使いやすい

4）デルゴシチニブ軟膏

- 種々のサイトカインのシグナル伝達に重要なヤヌスキナーゼ（JAK）阻害薬である
- JAK ファミリーのキナーゼ（JAK1, JAK2, JAK3, tyrosine kinase 2）をすべて阻害する
- 0.5％製剤と 0.25％製剤の 2 種類がある。成人には 0.5％製剤を用いる
- 小児には 0.25％製剤を用いるが、症状に応じて 0.5％製剤を用いることができる
- 1 回当たりの使用量の上限は 5 g であるが、小児では体格を考慮する
- 外用による皮膚刺激感は少ない

> **私のベスト処方**
>
> コレクチム®軟膏：ステロイドを使用しにくい場合に特に有用。刺激が少ない

5）ジファミラスト軟膏

- ホスホジエステラーゼ 4（PDE4）を阻害する薬剤である
- PDE4 は多くの免疫細胞に存在し、サイクリックアデノシン一リン酸（cAMP）を特異的に分解する
- ジファミラストは細胞内の cAMP 濃度を上昇させることで抗炎症作用を発揮

する
- 1％製剤と0.3％製剤の2種類がある。成人には1％製剤を用いる
- 小児には0.3％製剤を用いるが、症状に応じて1％製剤を用いることができる
- 塗布量は、皮疹の面積0.1 m^{2}あたり1 gを目安とする。使用量の上限は設定されていない
- ステロイド外用薬、タクロリムス軟膏、デルゴシチニブ軟膏に次ぐ第4の抗炎症外用薬としての役割が期待される

私のベスト処方

　モイゼルト®軟膏：ステロイドを使用しにくい場合に特に有用。刺激が少なく使用量制限がない

6）非ステロイド性抗炎症薬
- 有用性が乏しく、接触皮膚炎などの副作用を考慮すると使用は推奨されない

7）プロアクティブ療法
- 再燃を繰り返す皮疹に対して寛解導入した後、抗炎症外用薬を間欠的に（週2回など）塗布し寛解を維持する治療法である
- 寛解維持期には保湿・保護剤によるスキンケアを毎日続けることが重要である
- 寛解導入から寛解維持への移行は皮膚炎が十分に改善された状態で行われる必要がある

8）外用療法に補助的に用いられる抗ヒスタミン薬
- 瘙痒のコントロールは治療・管理上重要である
- 抗ヒスタミン薬の使用は抗炎症外用治療の補助療法として提案される
- 使用に際しては、副作用の少ない非鎮静性の第二世代抗ヒスタミン薬を選択する
- 使用開始後は瘙痒に対する有効性を評価することが望まれる

私のベスト処方

　ルパフィン®：血症板活性化因子を抑える作用を併せ持つ

全身療法

1）どういう場合に全身療法が必要か？

- 全身療法の適応として EASI スコア 16 以上が 1 つの目安になっている
- 頭頸部の EASI スコアが 2.4 以上の場合には患者の生活の質が落ちるので、全身療法の適応の 1 つの目安になっている
- ネモリズマブの場合、EASI スコアが 10 以上 16 未満でも、痒みスコア 3（中等度）以上が適応の 1 つの目安になっている

2）内服薬

- **ステロイド**
  - ・皮疹の急性増悪や重症・再重症の寛解導入に時に用いられる
  - ・長期内服はすべきでなく、短期間（1 週間程度）に留めるべきである

- **シクロスポリン**
  - ・適応となるのは、16 歳以上かつ既存治療で十分な効果が得られない最重症の患者である
  - ・3 mg/kg/ 日を開始用量とし、適宜増減し、8 ～ 12 週間で終了する
  - ・長期投与せざるを得ない場合は、2 週間以上の休薬期間をはさむ必要がある
  - ・投与中は腎障害、高血圧に注意し、定期に血液検査を施行する必要がある
  - ・内服方法は 1 日 2 回の食後内服が一般的だが、1 日 1 回食前内服のほうが高い血中濃度が得られる

私のベスト処方

　　ネオラール®：休薬期間を設け、腎障害には十分注意した投与が必要である

- **ヤヌスキナーゼ（JAK）阻害内服薬**
  - ・Interleukin（IL)-4, 13, 22, 31, thymic stromal lymohopoietin などのシグナル伝達経路を抑えることで、抗炎症作用を発揮する
  - ・JAK1/2 阻害薬であるバリシチニブ、JAK1 阻害薬であるウパダシチニブ、アブロシチニブの 3 種類がある
  - ・抗炎症外用薬による治療を十分に行っても、EASI スコアが 16 以上である

　　ことが適応の1つの目安になっている
・バリシチニブは成人（15歳以上）に4 mgを1日1回経口投与する。患者の
　状態に応じて2 mgに減量する
・ウパダシチニブは成人（15歳以上）に15 mgを1日1回経口投与する。患
　者の状態に応じて30 mgを投与可能
・ウパダシチニブは12歳以上かつ体重30 kg以上の小児に15 mgを1日1回
　経口投与する
・アブロシチニブは成人（15歳以上）および12歳以上の小児に100 mgを1
　日1回経口投与する。患者の状態に応じて200 mgを投与可能
・基本的には乾癬における生物学的製剤（TNF阻害薬など）による治療と同
　じようなスクリーニング、モニタリング検査が必要である
・定期的に血液検査、画像検査（胸部X線など）を行い、十分に安全性を担
　保したうえで使用する必要がある
・日本皮膚科学会の会員向けには、乾癬における分子標的薬の承認施設以外で
　使用する場合、学会に届出をして頂くようお願いしている
・届出の際に必要な要件として、皮膚科専門医が常勤していること、安全対策
　講習会の受講履歴があること、近隣の施設に必要な検査をお願いできるこ
　と、の3つを挙げている

私のベスト処方

　オルミエント®：注射が苦手な中等症で難治性の患者などに使用を検討す
　　　　　　　　る
　ウパダシチニブ®：他の全身治療でも難治性な重症の患者などに使用を検
　　　　　　　　　討する
　アブロシチニブ®：12歳以上の重症で難治性な患者などに使用を検討する

3）注射薬
●デュピルマブ
・IL-4受容体抗体で、IL-4とIL-13の両方を抑えることによって抗炎症効果を
　発揮する

・患者適応は基本的に JAK 阻害内服薬と同じで、外用治療に抵抗性で EASI スコアが 16 以上であることが適応の 1 つの目安になっている
・初回は 600 mg を皮下投与し、以降は 300 mg を 2 週間隔で皮下投与する。自己注射も可能である
・抗炎症外用薬との併用により、一定期間（6 カ月を目安）寛解の維持が得られたら、本剤の一時中止も検討する
・ただし、実際には寛解を維持するために本剤の継続投与を必要とする場合も多く、その際は継続投与可能である
・本剤による治療ではプラセボに比べて結膜炎、眼瞼炎などの眼症状の出現頻度が有意に高い
・ただし、眼症状の多くは軽度~中等度であり、眼症状に対する治療を行えば継続可能であり、投与中止に至る例は少ない

私のベスト処方

デュピクセント®：抗炎症外用薬による治療で難治な場合の第一選択薬として使用を検討する。

●ネモリズマブ

・IL-31 受容体抗体であり、痒みの機序に重要な役割を果たす IL-31 の働きを抑えることで止痒効果を発揮する
・効能・効果はアトピー性皮膚炎に伴う瘙痒（既存治療で効果不十分な場合に限る）である
・抗炎症外用薬や抗ヒスタミン薬による治療を行っても、痒みや皮膚の炎症が一定以上ある患者が適応になる
・具体的な適応基準は、瘙痒 Visual Analogue Scale が 50 以上（または瘙痒 Numerical Rating Scale が 5 以上）かつ痒みスコアが 3（中等度）以上かつ EASI スコアが 10 以上である
・成人（15 歳以上）および 13 歳以上の小児に 1 回 60 mg を 4 週間隔で皮下投与する
・注射器はデュアルチャンバーシリンジで、投与前に凍結乾燥品を注射用水で

溶かす必要がある
・本剤投与後に血清 Thymus and Activation-Regulated Chemokine（TARC）
　値が一過性に上昇する場合があるが、TARC 値と臨床症状とは相関しない
・本剤投与中に通常のアトピー性皮膚炎とは異なる症状（痒みの少ない浮腫性
　紅斑など）が出現する場合があるので注意する

私のベスト処方

　ミチーガ®：皮疹は中等度（EASI が 10 ～ 16）だが痒みの強い患者に使
　　用を検討する。

これが私のベスト処方
〜私はこう考えてこう処方している〜佐藤貴浩

スキンケア

- バリア機能の低下と Th2 型皮膚炎症との相互作用が明らかになっており、スキンケアの治療的意義は大きい
- アトピー性皮膚炎でも入浴・洗浄はスキンケアの一環として必須
- ただし洗浄すれば後に乾燥が引き起こされるのは必至であり、洗浄で"失ったものを補う"作業があることをきちんと患者側に理解いただく
- またシャワー浴ではつい洗浄行為のみに始終しやすくなるため、バスタブ浴を勧めている
- 若い世代にはボディーソープが愛用されているが、液状であるために十分に泡立てず高濃度で皮膚に"塗るような"状況になっていることがあり、よく使用法を聴取
- 泡状に押し出せるタイプのボディソープや泡立てネットなどの使用でしっかり泡立てることを勧める
- 固形石鹸を泡立てて使用することを勧めることも多いが、アルカリ性によるセリンプロテアーゼの活性化助長の可能性がやや気になるところ
- リンスやトリートメントが頭皮のみならず、耳後部、項部、前額、眼囲に"ヌルヌル"と付着、残存することには注意いただく
- 顔面、眼囲、頸部などに炎症が目立つときは洗髪前にワセリンや親水クリームなどを塗布していただいてその後洗い落とすといった工夫も試みる価値あり
- "保湿剤を処方している"ことイコール"保湿させている"ことにはならず、期待したような潤いが得られているかどうかが重要
- エモリエント（またはオクルーシブ）作用主体である白色ワセリンはべたつき感と時間がたったあとの臭いなどの面から、とくに夏季には白色ワセリンは勧めていないが、患者によっては好む場合もある

●顔面は親水ワセリンや親水クリームのほうがべたつきにくく、洗い落としやすい

●ヘパリン類似物質は剤型も複数あって便利

●しかし、処方量の制限のため十分に塗布させることができないことがある

●ヘパリン類似物質はその角層水分保持効果に先発品と後発品で差があるとのデータがあり、先発品を使用することが多い

●一方、尿素製剤は後発品で先発品より保湿力の勝るものや、びらん面に刺激の少ないものもあるので後発品もよく使用

●市販のスキンケア製品にもすぐれたものが多くあり、積極的に試みていただいている

●アトピー性皮膚炎に限らず、軽い乾燥であれば入浴後にツバキ油やオリブ油製品でも十分効果はある

●明らかに発汗量が低下している、または発汗をさける生活をしている場合は、汗をかく習慣を勧める

●ただしアトピー性皮膚炎患者の汗成分は健常人と差があることは認識しておく必要あり

●またかいた汗は長く貯留させず、湿ったタオルなどで拭く

●汗アレルギー型コリン性蕁麻疹がある場合には対応が難しい

私のベスト処方

　ヒルドイド®クリーム：保湿力は白色ワセリンや尿素製剤よりも勝っている。日常生活上可能な人では外用回数を増やす

　親水クリーム：べたつき感がやや少なく洗い落としやすいので顔に使用しやすい

外用療法

1）どの程度であれば外用でコントロール可能か？

●生活習慣、増悪要因の検討を基本姿勢とした上で原則外用療法から開始し、反応や経過をみて全身療法が不可避かを判断

- 炎症性病変が限局してみられる場合はもちろん、ある程度広範囲にみられてもさほど炎症が強くない、皮膚の肥厚、苔癬化や粗造感が軽い場合などでは外用で十分
- ただし患者の性格や就学・勤務環境含めた生活背景に加え、どの程度確実に外用を継続しうるか判断することも必要
- 外用薬は処方しただけでは終わっておらず、薬理効果を有効に発揮できるように、かつ患者自身の外用意欲を引き出しながらいかに上手に継続して塗ってもらえるかも結果を左右するのが内服薬と違うところ
- 一方で、外用にかかる時間をいかに短縮できるかの工夫も必要
- どうすれば塗ってくれるのか、誰かの手を借りる必要性はないかなど、工夫を要する場面も多く、またそれが非常に難しいところ
- 季節性ないし不定期に軽度の悪化をきたす程度で患者にもさほど負担になっていない場合にはリアクテイブ療法での対応で十分
- 一方、常に炎症性病変がみられ、またこれまで長く苦労を重ねてきたことが病歴からも皮膚の状態からも読み取れるものはプロクティブ療法
- 成人の TRAC 値は外用治療の強弱やプロアクテイブ療法の調節に参考とすることは多い

2) ステロイド外用薬

- ステロイド外用薬に限らないが、外用薬の薬理効果や塗り心地は基剤にも大きく左右されるので、先発品と後発品を同等には扱わない
- 外用薬の混合（ステロイド剤と保湿剤など）は原則使用しない
- それでも2種類の薬剤を分けて外用することがどうしても困難な患者ではやむを得ず混合することもまれにはある
- 混合する際の主剤や基剤との相性には気を使う
- 副作用軽減を目的にステロイド外用薬をワセリンなどで薄めてもその薬理効果はかわらないので原則行わない
- しかし、希釈して容器にいれて使用いただくことでチューブから出すより上手に使用できる人がいる、外用薬の容量を増やせるといったメリットもあるので、薄めても薬理効果が変わらないことを逆手にとってあえて薄めて使用することもある

「これが私のベスト処方 アトピー性皮膚炎」正誤表

下記の箇所に誤りがございました。謹んでお詫びし訂正いたします。

場所	誤	正
P59 16行目 グリメサゾン®軟膏と亜鉛華単軟膏混合	(7:3)	(3:7)

2023 年 3 月
日本医学出版

使用するステロイドのランクを調整するのは当然

かつ数日から 1 週間程度で炎症をおさえる自信のあるとき

very strong や strongest のステロイド剤を使用

ド外用薬は原則使用しない

ーション剤は刺激感はあるがさっぱり、含まない乳剤性の

がややべたつくので、病変と患者の好みを参考にして選択

ビデンスは低いが very strong の中では効力が弱めな

用も少ないとされる。軟膏の伸びは少ないが、外用直

も少ない

膏：very strong の中で比較的しっかりとした効果を期

使用。外用直後のテカリ感はややあるが軟膏は伸ばし

ション：アンテドラッグ。基剤にアルコールを含まな

ションで刺激感が少ない

と亜鉛華単軟膏混合（7:3）：（必ず冷所保存）乳児顔面

変などにやや厚めに塗る。混合によって臭いは若干軽

縮などステロイドで問題となる局所副作用が回避できる

用している

の増加や酒皶様皮膚炎類似の症状をもたらすことがとき

面に対してはハ...イド外用を先行させて、びらんを含めて皮膚の炎症所見
を軽減させてから使用することはしばしば

● 刺激感を懸念する場合は小児用から開始

● ステロイド外用がバリア機能に影響を与える（TEWL の上昇）とのデータが
ある一方、タクロリムスでは観察されないので、プロアクテイブ療法に向いて

いる
- ●ステロイドに比して分子量が高いので炎症鎮静化後のバリア機能回復部位での吸収量減少に期待している側面もある

私のベスト処方

　プロトピック®軟膏：顔面・頸部・肘窩などのプロアクティブ療法ないし寛解維持療法として有用。主に寝る前に外用

4）デルゴシチニブ軟膏
- ● JAK1、2、3、および Tyk2 を幅広く阻害する外用薬
- ●ステロイド外用薬にみる局所副作用やタクロリムス軟膏のような刺激感がなく、どこの部位でも使用できる
- ●理論的には炎症にかかわるサイトカインや痒みのシグナルを幅広く抑制しうる
- ●しかし実際の抗炎症効果や止痒効果は弱い印象があり、軽い炎症の鎮静化や寛解維持に便利
- ●より濃度の高い製剤を今後期待

私のベスト処方

　コレクチム®軟膏：軽い炎症部位の鎮静化や寛解維持に

5）ジファミラスト軟膏
- ●ホスホジエステラーゼ（PDE）4 を阻害する外用薬
- ●実際の効果、有用性、使用時の工夫などについては執筆時点で判断し難く、今後に期待

6）非ステロイド系外用薬
- ●抗炎症効果は期待できず、かつ感作の可能性を考えて使用しない

全身療法

1）どういう場合に全身療法が必要か？

● 急なステロイド外用中止、不適切な民間療法のほか種々の要因または時として明らかな誘因なく急性増悪し、顕著かつ広範囲の湿潤病変、顔面の腫脹、下腿浮腫や紅皮症状態、発熱などがみられる際にはすみやかに全身療法（主にステロイド内服）を行う

● 比較的広い範囲に病変がみられ、かつ患者の性格や生活上の制限、精神疾患やひきこもりなどでどうしても外用療法の継続が難しい場合に一時的に全身療法を考慮

● 眼瞼、とくに瞼縁部の炎症と皮膚肥厚などが長期持続したものは外用で軽快させることが難しい場面があるので、本症状のみを標的に内服療法（シクロスポリンなど）をあえて試みることもある

● ステロイド長期外用による皮膚萎縮が顕著で、同時に非常に強い痒みが肉眼的炎症所見より前面にでている例では外用療法のみでは対応しがたく、紫外線療法か全身療法の適応を検討することがある

● ほぼ全身に顕著な皮膚肥厚や苔癬化、さらに頑固な痒疹結節などを多数みる患者で全身療法に切り替える場面がある

2）内服薬

● ステロイド
　・なんといっても即効性があり確実
　・急性増悪時や全身症状のある際には外用で塗るよりも有用
　・基本的には入院例で使用
　・短期投与で症状の軽減が見込まれる例の適応であり、維持療法としては決して使用しない

私のベスト処方
　プレドニン®：急性増悪に対して短期使用

●シクロスポリン

・慢性的に悪化状態が持続し日常生活に大きな支障をきたしているか、または外用を継続することがほぼ困難な事情がありコントロールに難渋する場合に使用

・ステロイド内服療法に比して投与期間は長めに設定される

・難治な痒みにも効果が期待できる

・副作用、とくに腎障害が早晩起こるのが最も問題

・期間を限定して使用することが必須だが、その手軽さゆえに（または外用のサボりたさゆえに）、繰り返し使用したがる例がどうしてもみられる

私のベスト処方

ネオーラル®：一次的に症状を軽減したい場面で使用

●ＪＡＫ阻害薬

・執筆時点で３種類の内服ＪＡＫ阻害薬が使用可能

・アトピー性皮膚炎で主役とされる IL-4、IL-13 そして IL-31 のシグナルを抑制しうるので炎症と痒みに対して効果が期待できる

・バリア機能の回復にも有効と推測される

・デュピルマブで効果が得られなかった症例や治療抵抗性病変に試みる次の手としても有用

・阻害するＪＡＫの選択性によっては IFNγ、IL-22、TSLP ほか幅広く種々のサイトカインシグナルを止めることも期待できるが、それが総合的な結果として臨床的に有利であるのか不利な側面があるのかは今後の結果を注視

・同様に患者のプロフィールないし免疫学的背景（外因性か内因性かを含めて）や病変によってどのように使い分けるかも今後の課題

・安全性の観点から長期投与や維持療法としての使用の是非は問題

・現時点では投与終了とする目安（時期や症状）を設定し患者の了解を得たうえで開始したほうがよさそう

・投与終了・中止後の悪化や再燃例に対する対応や次の手も用意しておく必要がある

3) 注射薬

●デュピルマブ

・抗 IL-4 受容体 α 抗体であり IL-4/IL-13 の作用を抑制

・Th2 型炎症の抑制に加えバリア機能回復も期待しうる

・痒み抑制の効果はすでに臨床的に明らか

・ヒスタミンに対するかゆみ感受性を下げることができ、また触れることで（触覚刺激）誘発される痒み（痒み過敏）も軽減させる効果がある

・IL-31 による痒みに対しても感受性を下げることがマウスのデータからは期待できる

・外用やステロイド内服、シクロスポリン内服ではこれまであまり効果が期待できなかった痒疹結節や著明な皮膚肥厚・苔癬化、粗糙な皮膚なども程度の差はあれ改善しうる

・注射薬ではあるが、内服 JAK 阻害薬に比して事前スクリーニング作業の簡便さやその作用機序の面から適応する際のハードルが低く使用しやすい側面がある

私のベスト処方

デュピクセント®：広範囲の病変でかつ日常生活指導と外用ではコントロール困難な例で。また寛解導入後も維持を目的に継続使用する場合も

●ネモリズマブ

・抗 IL-31RA 抗体であり、痒みの抑制効果を主に期待

・痒みを止めることでの精神的負担軽減と掻破減少が皮膚病変へもたらす効果に加え、炎症やバリア機能への直接的薬理効果によりどのように皮膚所見の改善がみられるか今後の症例を観察したい

私のベスト処方

ミチーガ®：痒み、とくに皮膚所見に比して痒みの訴えが強い例に

これが私のベスト処方
〜私はこう考えてこう処方している〜
常深祐一郎

スキンケア

- アトピー性皮膚炎は皮膚のバリア機能がその基盤にある。詳細は割愛するが、バリアが低下しているため種々の刺激が侵入し炎症を起こす。特定のアレルゲンが原因なのではない。よって、何かを除去することでアトピー性皮膚炎を改善させることはできない。スギ花粉症においてスギ花粉を回避すれば症状が改善するようにはいかないのである。よって、バリアを改善させることが特に再燃予防に重要である。バリア機能異常改善の一つの方法は保湿である

- 保険診療で使用できる保湿剤としては、ワセリン、尿素、ヘパリン類似物質があるが、保湿力が高くかつ刺激となりにくいのはヘパリン類似物質である。剤形が豊富なのも長所である

- びらんがある部位に水分の多い外用薬を塗布すると刺激になりやすいので油中水型クリームを使用する（もちろんびらんが高度な場合まずは亜鉛華軟膏などを重層して上皮化を図り、上皮化するまでは保湿は使用しない）。しかし、油中水型クリームはややべたつきがあるため、皮疹が改善した後は、患者の好みに合わせて、水中油型クリームやローション、フォーム剤（この順に油分が少なくなる）に変更し、アドヒアランスの向上を図るのがよい

- 使用量がどうも少ないなと感じた際には、その原因を探るが、べたつきが原因であることも少なくない。そのような際に「もっとさらさらなタイプもありますよ」と提案する

- 外用薬全体にいえることであるが、十分量を塗布しなければいけない。「べたつく程度に」、「てかって見える程度に」、「塗った部分が一目瞭然となるくらいに」と十分量が塗布できるようにわかりやすく説明する。処方した分を次回の外来までに使い切ってくるようにという説明もわかりやすい

> **私のベスト処方**
>
> びらんが多い場合
>
> 　ヒルドイドソフト® 軟膏 300g：1日2-3回塗布
>
> びらんが少ない場合
>
> 　ヒルドイド® クリーム 300g：1日2-3回塗布
>
> べたつきを嫌う場合
>
> 　ヒルドイド® ローション 300g：1日2-3回塗布
>
> 　ヒルドイド® フォーム 276g：1日2-3回塗布

- 保湿剤は医療用医薬品以外の市販品にも良いものがある。筆者はキュレルシリーズを勧めている。剤形が豊富で、サンプルも常時ふんだんにメーカーから提供されるからである。また、ドラッグストアなど身近な場所で簡単に購入できることも理由である

- 地域によって異なるが、医療用の外用薬には処方量の制限がある。その不足分を市販品で補うのもよい。忙しく受診できない際に、保湿剤が不足することを防ぐこともできる。また、医療用にはない剤形も用意されている。たとえば、キュレルには入浴剤があり、一度に全身に（十分ではないがある程度の）保湿を行うことができる。手の届かない背中等にも行き渡る上、医療用の保湿剤の塗り残しをカバーすることもできる

- クリームやローションは医療用に近いが、ジェルローションはしっとりするがべたつかない絶妙の使用感である

抗炎症外用療法

寛解導入

- やはり寛解導入は強さと即効性に優れるステロイド外用薬を用いる

- タクロリムスやデルゴシチニブ、ジファミラストの外用薬は多くの場合の寛解導入には不向きである。もちろん軽症の皮疹であれば改善させることができるが、それでもステロイドのほうが速いのでステロイドを使用する

- 頭部は very strong クラスのローション（ただし、びらんの多いときは、頭部でも軟膏を選択することもある）、顔は中等症以上の皮疹に対しては、strong クラスの軟膏で改善させた後 medium クラスの軟膏、軽症の皮疹には medium クラスのステロイド軟膏、体幹四肢には very strong クラスの軟膏を十分量塗布して、速やかに寛解導入を図る
- 外用指導はスキンケアで述べた保湿剤と同様である

私のベスト処方

　頭部

　　　アンテベート® ローション　50g：1日2回頭部に塗布

　顔の重症の皮疹

　　　リンデロン V® 軟膏　20g：1日2回顔に塗布

　顔の中等症の皮疹

　　　リドメックス® 軟膏　20g：1日2回顔に塗布

　顔の軽症の皮疹

　　　ロコイド® 軟膏　10g：1日2回顔に塗布

　体幹四肢

　　　アンテベート® 軟膏　100g：1日2回体幹四肢に塗布

寛解維持

- 頭部は very strong クラスのローションを皮疹が出現したらすぐに塗布するリアクティブ療法（1日1回でもよい場合もある）、顔はタクロリムス軟膏に移行し連日塗布し、安定していれば、1日2回を1日1回にして、さらに安定していれば1日おき、2日おきくらいのプロアクティブ療法とすることもある
- 体幹四肢は皮疹が出たらすぐ very strong クラスのステロイド外用薬を塗布するリアクティブ療法もしくは間隔をあけたプロアクティブ療法としながらも、皮疹が再燃しやすい部分はタクロリムス軟膏やデルゴシチニブ軟膏、ジファミラスト軟膏の連日塗布とする場合もある
- 体幹四肢へのタクロリムス軟膏は皮膚の薄い女性や、肘窩膝窩、皮膚萎縮をきたした部位に有効である

- デルゴシチニブ軟膏やジファミラスト軟膏は部位を問わず効果がある
- デルゴシチニブ軟膏やジファミラスト軟膏を1日1回に回数を減らしたり、間隔をあけてプロアクティブ療法に移行したりできるかはまだ経験が少ないので、わからない
- べたつきを嫌う患者には体幹四肢にもステロイドのローションを使用するとよい

私のベスト処方

頭部

　アンテベート®ローション　50g：1日1-2回頭部に塗布（リアクティブ療法）

顔

　プロトピック®軟膏0.1%　20g：1日1-2回顔に塗布（プロアクティブ療法も）

体幹四肢

　アンテベート®軟膏　100g：1日2回体幹四肢に塗布（リアクティブ療法またはプロアクティブ療法も）

　コレクチム®軟膏0.5%　50g：1日2回体幹四肢に塗布

　モイゼルト®軟膏1% 50g：1日2回体幹四肢に塗布

全身療法

- **プレドニゾロン**
  - びまん性の滲出性紅斑で浮腫も強く、特に顔では眼もあまり開けられないような状況の場合にプレドニゾロン0.5mg/kg程度で1週間程度投与すると急速に改善させることができる。漸減せずそのままの量で終了する
  - 絶対にやってはいけないのは低用量のステロイドをだらだらと投与することである
  - アトピー性皮膚炎においてはステロイドは急性期に十分量を一気に使用して十分に炎症を鎮静化させ、短期間で終了するのがよい

・維持期には使用しない

私のベスト処方

プレドニン® 5 m g 錠：1回3錠　1日2回　朝夕食後　7日間

● シクロスポリン

・採血内容も簡単で、薬価もそれほど高くないため、どんな医療機関でも使用可能であるというメリットがある

・連続投与で長期に及ぶと腎機能障害や血圧上昇など副作用が生じる。そのため、寛解導入の初期に短期間使用し外用療法のみに移行する場合や、外用薬でほぼ寛解維持ができるが、時に再燃する患者に悪化時のみ使用するのに適している

・寛解導入初期や寛解維持期の悪化時のみ1週間〜1カ月程度の短期間使用し、落ち着いたら休薬するという方法であれば、副作用も起こりにくい

・使用マニュアルには8週（最長でも12週）使用したら、最低2週間休薬するようにと記載されているが、8-12週間投与2週間休薬を繰り返すと副作用は早期に起こりやすい

・経験的には3カ月の間に1カ月分程度の内服頻度であれば副作用はかなり減らせる

・用量は 3mg/kg を基本とするが、細かな調節はしておらず、標準前後の体格であればきりのよい 150mg としている

・同じ用量で効果を高めるために、朝食前1回投与を基本とする

私のベスト処方

ネオーラル® 50mg カプセル：1回3カプセル：1日1回　朝食前
　　　再燃時 1-4 週間程度内服

● 経口 JAK 阻害薬

・経口 JAK 阻害薬は、低分子化合物であり、抗体薬のように効果減弱の懸念がないため休薬や中断が可能なこと、抗体薬のように導入初期の頻回の通院

が不要である。そのため、学業や仕事が忙しく頻回の通院が難しい人、いったん症状が改善したのちは一度休薬してみたい人には適している

・全身療法を一度始めたらずっと継続するというのでは出口が見えず踏み切りにくい人には、まず開始してみて、効果があれば休んでみることもできます、と説明すると内服開始に向けて一歩が踏み出せる人もいる

・最初から長期間分処方することにより高額療養費の恩恵を最大限活用できることから、経済的にやや躊躇する患者さんへの一押しに使うこともできる

・JAK 阻害薬の特徴として、responder と non-responder に分かれる傾向があるので、2−3 カ月間程度使用しても明確な反応がない場合他剤へ変更するのがよい

・漫然と使用してもその後効果が得られる可能性は低い。ある程度効果があるものの不十分な場合は増量がよい

・検査内容については、私は通常 6−8 週間分処方し、外来 2 回ごと、つまり 3−4 カ月に 1 回採血を、半年に 1 回くらいレントゲンを撮影している

1）バリシチニブ

・バリシチニブは低用量のため、効果もややマイルドであるが、副作用も大きなものがなく、最初に使ってみる経口 JAK 阻害薬として適している

・医師としても初めて JAK 阻害薬を処方する際の敷居が低いし、患者にとっても、まずバリシチニブで開始し、効果があれば継続、効果不十分であれば、高用量のウパダシチニブやアブロシチニブへ変更するということを予定すれば、全身療法へ踏み切りやすくなる

私のベスト処方

オルミエント® 4mg 錠：1 回 1 錠　1 日 1 回　56 日分

2）ウパダシチニブ・アブロシチニブ

・高用量設定のため、効果は高いが、やや副作用も多くなる。ただし、多くはざ瘡等であり、定期検査を行っていれば大きな問題になることはない

・通常量でも効果が高いが、増量するとさらに効果は高くなり、デュピルマブを超える成績も報告されている

・全身療法に積極的な患者には最初から使用する価値があり、また、効果はみられているが不十分な場合、増量を活用するとよい
・バリシチニブで全身療法を開始したものの、効果不十分な場合に、ウバダシチニブやアブロシチニブに変更するのもよい方法である

私のベスト処方

リンヴォック® 15mg 錠：1 回 1 錠　1 日 1 回　56 日分

（増量の処方）リンヴォック® 30mg 錠：1 回 1 錠　1 日 1 回　56 日分

●デュピルマブ

・IL-4R α に対する抗体で IL-4 と IL-13 のシグナル伝達を阻害する。効果が高く即効性がある
・検査が不要であり、利便性が高い。検査をオーダーし、結果を確認し、データにより休薬を検討する等の手間がない（外来が忙しいとデュピルマブを先ず提案しがちになる）。患者にとっても検査を受ける負担がない
・実質的に結膜炎以外の副作用がないことを安心材料にでき、患者が全身療法に踏み出しやすいという面もある
・注射薬であり、やや抵抗があるように思われるが、実際はオートインジェクターが優れているため、キャップを外して注射部位に押しつけるだけという簡便な作業で皮下注射ができ、筆者の経験でもほぼ全員の患者が自己注射に移行できる
・安定している患者では投与間隔を延長し 3、4 週間間隔の投与で維持できることもある
・たしかに結膜炎は時に経験するが、多くは抗ヒスタミン薬点眼薬、一部はステロイド点眼薬でコントロールでき、また、デュピルマブを継続しているうちに改善してしまうこともあり、結膜炎が出現してもデュピルマブを継続してみるのがよい
・顔面の皮疹が残りやすいという意見もあるが、しっかりと外用療法を併用すれば、あまり問題にならない。逆にいえば、注射しているからと油断して、多少皮疹があるにもかかわらず外用しなくなってしまうと、顔面の紅斑が

残ってしまうともいえる

・薬価が下がったので、高額療養費制度の恩恵を受けるためには1回に6本、つまり3カ月分を処方するのがよい。通院頻度の面からもメリットがある

私のベスト処方

（自己注射の処方）

デュピクセント®皮下注300mgペン：1回1本皮下注射　2週間毎　6本

● ネモリズマブ

・原稿執筆時点で筆者は使用経験がないが、皮疹に対する効果があまり高くなく、デュピルマブやJAK阻害薬による治療でも瘙痒が早期から十分に低下することもあり、全身療法の第一選択になることはないと思われる

・他剤ではどうしても瘙痒のコントロールが不十分な症例があれば、第2選択以降で使用することになるのではないであろうか

・皮疹が軽いのに瘙痒が非常に強い症例にはよいかもしれない

これが私のベスト処方
〜私はこう考えてこう処方している〜戸倉新樹

スキンケア

- 皮膚の水分は皮膚表面わずか厚さ 0.02mm の角層が保持し、角層はバリアとしても機能する。角層に水分を保持できなくなるとドライスキン（乾燥肌）になり、保湿を高めるためにスキンケアを行う

- アトピー性皮膚炎（AD）はドライスキンを示す皮膚疾患の典型であり、スキンケアはドライスキンはもちろんのこと、一見健常にみえる皮膚あるいは軽度の湿疹性病変に対しても行う

- 保湿剤はエモリエントとモスチャライザーに区分けされるが、両方の性格を有するものもある

- 皮膚の保湿装置には、皮脂膜、天然保湿因子、角質細胞間脂質の３つがあり、ドライスキンではこれらの一つ以上の要素が低下している。AD ではとくに天然保湿因子、角質細胞間脂質の産生が低い。保湿剤はこれら３つのどれかあるいは２つ以上を代替するものである

- 皮脂は皮脂腺により産生され、毛孔から排出され物理的に皮膚表面を被い、皮脂膜をつくる

- 天然保湿因子（NMF）は角質細胞内にある因子で、フィラグリンが種々の蛋白分解酵素の働きで分解された産物である。NMF はケラチン分子の分子運動を促進することによりケラチンの柔軟性を高める一方、水分との結合を促す

- 角質細胞間脂質の組成は、スフィンゴ脂質 50%、コレステロールエステル 15%、コレステロール 5%、脂肪酸 20% である。スフィンゴ脂質の 95% がセラミドであるから、セラミドは角質細胞間脂質の約半分を占める主成分である

- 保湿剤は医薬品、医薬部外品・化粧品として使用されている。例えばセラミドは角質細胞間脂質を補うものであるが、医薬品としては上市されてはおらず、医薬部外品・化粧品として購入することができる

- 皮脂を補うために皮脂類似物質には、ワセリン、ラノリンが一般的によく使用され、天然のものとしてツバキ油も用いられる。これらは即効性があるが、肌のベタつき・てかりを嫌う患者には向かない

- 天然保湿因子はアミノ酸やピロリドン・カルボン酸であるが、これら自体を補うのではなく、他の成分あるいは相当するものを塗布する。尿素軟膏は最もしばしば用いられ、古典的なスタンダードである。尿素は NMF のひとつの構成要素で蛋白質・アミノ酸の水結合能を促進させる。ただ亀裂部位に塗るとしみる感じがする

- その他、水結合能を高めるものにグリセリン、乳酸、ヒアルロン酸、水溶性コラーゲンなどもある。現在、最もよく用いられているものにヘパリン類似物質がある。製剤も、軟膏、クリーム、フォーム、噴霧など様々あり、使いやすい。グリコサミノグリカン（ムコ多糖）が吸湿性を示す

- 角質細胞間脂質はスフィンゴ脂質から成り、その半分はセラミドである。セラミドは医薬品としてではなく、化粧品・スキンケア用品として市場に出ている。セラミドは脂肪酸とスフィンゴシンから成るが、合成セラミドではスフィンゴシンの部分を種々に換えて合成されている

- 毎日規則正しくこうした保湿剤を塗布する。回数は1日1,2回、適切な塗布のタイミングは入浴後5分以内であり、その理由は2つあり、1つ目は入浴により角層に溜まっている水分を確実に保つことにある。皮脂類似物質は水分を閉じ込める作用があり、天然保湿因子類似物質やセラミドは入浴により蓄えた水分を逃さないようにする

- 2つ目は、入浴により衣服を脱いだ状態は塗布に最も適していることである。一旦寝着を着てしまうと、改めて脱いで塗布するという行為が面倒になり、コンプライアンスが落ちる。できることなら脱衣場所に保湿剤を置いておいて、入浴後に直ぐ塗るというのが良い

- 肌に過度に伸ばして塗布するのは効果が十分得られない。保湿剤の塗布量は一般的な他の外用薬の量に従って良いであろう。すなわち fingertip unit（示指 DIP 関節から指腹に出した量）を手掌2枚分の面積に伸ばすという目安である。液状のものは一円玉大に出したものを手掌2枚分相当に伸ばす

- AD の皮膚はすべての部位が純粋にドライスキンのみではない。湿疹も多か

れ少なかれ混じる。そういう病変はステロイドなどにより湿疹を改善する必要がある

私のベスト処方

　ヒルドイド®：ジェネリック製品を含めてヘパリン類似物質配合剤には様々な製剤があり、軟膏、クリーム、フォーム、噴霧などを選択できる

外用療法

1）外用療法の意義
● 湿疹がある場合には、積極的に湿疹の治療をする必要がある。ドライスキンに対するスキンケアのみを行っていても、湿疹が存在する病変では、改善は望み難い
● スキンケアの前段階として、あるいはスキンケアと並行して外用療法を行う

2）ステロイド外用薬
● 湿疹の治療の第一はステロイド外用薬であり、その習熟は外用療法の基本である
● その強さは段階的に分かれており、症状や部位に応じて使用する。とくに注意すべき部位は、顔面と外陰部である
● 顔面は一定以上の強さをもつステロイド外用薬の長期連用により、酒皶様皮膚炎をもたらす。そのためウィーククラスのステロイド外用薬を用いるが、弱いために切れ味が悪く、長期の使用を余儀なくされることもある。したがって場合によっては、medium あるいは strong クラスの外用薬を短期使用し、速やかに炎症をとる方法も必要である
● 外陰部は、ステロイド外用薬の吸収が良い部位であり、長期の使用は避ける。加えて真菌の発育を促すため、陰股部白癬やカンジダ症の副反応に注意する
● AD とくに小児の AD では眼瞼炎を示すことがしばしばある。眼瞼へのステロイド塗布は眼圧の上昇をもたらすことがあり、眼科と連携することが必要である

私のベスト処方

アンテベートローション®：頭部

ロコイド®軟膏：顔面

リドメックス®軟膏：顔面、重症度が高い場合

メサデルム®軟膏、あるいはアンテベート®軟膏とヒルドイドソフト®軟膏 1:1 混合：体幹、四肢

3）タクロリムス軟膏

● ステロイド外用薬に次いでよく用いられてきた外用薬にタクロリムス軟膏がある。タクロリムスは単純化学物質にしては分子量約 800 の比較的高分子であることから、経皮吸収率が低く、吸収のよい顔面の湿疹に用いられることが多い。しかし湿疹性病変部では高吸収になるため、他部位での使用も考慮する

● ステロイドの副反応を避けたい場合はとくに有用で、その目的から顔面によく用いる

● 使い始めて数日の刺激感がある場合があるため、処方時に患者にヒリヒリ感など刺激について伝える

私のベスト処方

プロトピック®軟膏：顔面

4）デルゴシチニブ軟膏

● 新しいタイプの外用薬。Pan-Janus kinase（JAK）阻害薬であり、IL-4、IL-13、IL-31 などの Type 2 サイトカインを阻害し、加えてフィラグリンの発現を促進することによって、AD の皮疹を改善させる

● 効果は緩やかであり、ステロイド外用薬などにより軽症になった病変に使用する

● ステロイド外用薬の副反応を回避することができる

私のベスト処方

コレクチム®軟膏：顔面

5）ジファミラスト軟膏

- 最も新しく上市された外用薬。ホスホジエステラーゼ4（PDE4）阻害薬である
- 皮膚リンパ腫やネザートン症候群などの他疾患を除外し、皮膚表面の感染がない部位に塗布する
- タクロリムス軟膏、デルゴシチニブ軟膏との使い分けについては今後の問題である

6）手湿疹についての注意

- 手湿疹は治療に苦慮する。外用薬、紫外線療法、レチノイドなどあるが、日本での選択肢は少ない
- 当然ながら原因がある場合、特に接触皮膚炎として出現している場合には、その原因を日常生活から取り除くことが重要である。しかし原因は必ずしも容易に判別できない。very strong から strongest クラスの外用薬か、あるいは保湿剤と紫外線療法で行う

全身療法

1）全身療法の変遷

- 全身的治療薬は近年次々と開発されている。従来、ステロイド、抗ヒスタミン薬、シクロスポリンが使われていたが、生物学的製剤と JAK 阻害薬が上市された
- 生物学的製剤と JAK 阻害薬が使用可能になり、ステロイド内服、シクロスポリン内服のステータスは著しく低下した。抗ヒスタミン薬の内服は補助的に行う
- 生物学的製剤は、Type 2 サイトカインあるいはその受容体を抑制することで効果を発揮する。現在、デュピルマブとネモリズマブが使用可能であるが、治験中のものが続く
- JAK 阻害薬としては Type 2 サイトカインのシグナル経路に関わる JAK1 あるいは JAK1, 2 を抑制することで治療効果を示す。加えて Type 1 サイトカインであるインターフェロンと T22 や Th17 細胞が産生する IL-22 の働きも抑制するため、こうしたサイトカインも関わる内因性 AD あるいはアジア型 AD も良い治療対象かもしれない。内因性 AD は、皮膚バリアの障害が比較

的軽度で、IgE 値が正常であり、金属アレルギーが多く、女性に好発する。アジア型 AD は境界明瞭の紅斑を示し、一見乾癬様である。両者とも Type I サイトカインや IL-22 が病態に関する

2) 生物学的製剤

● IL-4/IL-13 受容体を阻害するデュピルマブ（デュピクセント®）が広く使われるようになった。この最初に承認された薬剤の効果は目覚ましく、従来の治療選択を一変させるものであった

● デュピクセント® の投与前検査は下記する JAK 阻害薬のように厳密ではない。これは JAK 阻害薬で起こりうる感染症の心配がほとんどないことによる

● 続いて抗 IL-31 受容体抗体であるネモリズマブ（ミチーガ®）が続いた。この薬剤の特性は、「痒みのサイトカイン」と呼ばれる IL-31 の働きを阻害し、痒みを低下させる点にある。AD の皮疹を直接的に改善させる効果は弱いため、痒みが改善しても外用薬の継続的塗布が必要である

私のベスト処方

デュピクセント®：IGA スコア 3 以上、EASI スコアが 16 以上又は顔面の広範囲に強い炎症を伴う皮疹を有する（頭頸部の EASI スコアが 2.4 以上）、体表面積に占める病変の割合（BSA）10% 以上の AD

ミチーガ®：EASI スコア 10 以上、VAS 50 以上または NRS 5 以上、痒みスコア 3 以上の AD

---

3) JAK 阻害薬

● JAK1/2 阻害薬としてバリシチニブ（オルミエント®）、JAK1 阻害薬としてウパダシチニブ（リンヴォック®）、アブロシチニブ（サイバインコ®）が上市されている

● それぞれの薬価は低い用量、つまり 3 剤それぞれ 2mg、15mg、100mg で比較するとリンヴォック® とサイバインコ® はほぼ同じであり、オルミエント® はその半額である。しかし治療効果はリンヴォック® とサイバインコ® で高く、オルミエント® はマイルドである

● JAK 阻害薬は、IL-4/IL-13/IL-31 といった Type 2 サイトカインの産生を抑え

るのみならず、インターフェロン-γ、インターフェロン-α、IL-22 の産生も抑制する。こうしたサイトカインが関わる内因性 AD あるいはアジア型 AD と呼ばれるタイプにも効果が期待される

- JAK 阻害薬は、乾癬における生物学的製剤と同様の投与前検査を行う必要性が最適使用ガイドラインなどで示されている
- JAK 阻害薬による副反応として、上気道感染、痤瘡、帯状疱疹などがある

私のベスト処方

オルミエント®：成人（15 歳以上）。デュピクセント®と同じ AD 重症度で投与だが、比較的軽めの AD あるいは他の治療で軽快した AD 患者が適当で、2mg/ 日投与で医療費を抑えることができる

リンヴォック®：12 歳以上。デュピクセント®と同じ AD 重症度で投与。筆者は 15mg/ 日投与を行うことがほとんどである

サイバインコ®：12 歳以上。デュピクセント®と同じ AD 重症度で投与。筆者は 100mg/ 日投与を行うことがほとんどである

4）シクロスポリン

- 生物学的製剤と JAK 阻害薬の登場によって影が薄れた。メリットはそれらに比べれば比較的安価であることにあろう
- 低用量による治療が主流である
- 高血圧、腎機能低下の副反応があるため、これらがある患者、あるいは投与によるこれら副反応の発現に注意する

私のベスト処方

ネオーラル®：150mg/ 日（朝食後 100mg、夕食後 50mg）。

これが私のベスト処方
～私はこう考えてこう処方している～中原剛士

スキンケア

- AD患者はほぼすべての患者がドライスキンを呈しており、ドライスキンは「皮膚の炎症の起こりやすさ」に関わっている

- よって、治療のすべての段階（寛解導入期・寛解維持期）において、保湿スキンケアは重要である

- 特に寛解維持期には、保湿スキンケアは再燃予防に有用であることから、保湿スキンケアの重要性を患者に強く意識してもらう

- 洗浄スキンケアに関しては、入浴時の湯の温度、使用する洗浄剤（刺激がない、無香料である、など）、洗浄の仕方を指導する

- 季節や部位によっては、洗浄剤の使用は必須ではないことも説明する

- 習慣づけという意味も含めて、入浴後早めに、着衣する前に全身に保湿スキンケアを行ってもらう

- 保湿剤はその効果や使用感から、モイスチャライザーを処方することが多いが、アドヒアランスや好みも考慮し、種類や基剤を選択する

- 保湿剤も外用量を意識する必要があるが、処方量の制限があるため、自分の好みの市販品も探してもらい必要に応じて併用する

私のベスト処方

ヒルドイドソフト® 軟膏：乾燥が強い時期や部位に使用する

ヒルドイド® ローション：乾燥が強くない時期や部位、あるいは朝の保湿に使用する

外用療法

1）どの程度であれば外用でコントロール可能か？

● 初診時点の重症度での、外用でコントロール可能かどうかの判断は難しく、それまでの治療経過や治療アドヒアランスも考慮しつつ経過を見て判断する

● 適切な外用療法ができていても寛解導入ができなければ、全身療法を含めた治療強化を検討する

● しっかり外用治療ができて寛解導入・寛解維持がうまくいきそうであっても、外用の副作用が目立ってくる、患者自身が外用することに疲弊しており継続が難しい、などの場合には適宜全身療法を含めた治療強化を検討する

● 寛解維持療法としては、再燃が少ない場合（例えば再燃が2週に1回以下で、減少傾向）であればリアクティブ療法でOK

● 頻回に再燃を繰り返す（例えばリアクティブ療法で週に1回以上外用が必要で、その頻度が減らない）場合にはプロアクティブ療法で寛解維持を行う

2）ステロイド外用薬

● まず治療開始時には、ステロイド外用薬による局所副作用がみられる症例や部位を除いて、基本的にすべての症例でステロイド外用薬から治療を開始する。

● 炎症を速やかにかつ十分に鎮静化させることが目的であることを意識し、強さの選択と外用量の指導を行う

● とにかく炎症を鎮静化させることが目的であり、副作用を必要以上に恐れて、弱めのランク、少ない外用量をだらだら外用することを避ける

● 特に小児においても、炎症を鎮静化させることをまずは考え、小児というだけで一律ランクを下げるようなことはしない

● 外用量や期間によって副作用が出現しうるが、多くは局所副作用である

● ある程度炎症を抑えつつ外用頻度や外用量を減らすことができる見通しが立つのであれば、局所副作用がみられても炎症を抑えることをまずは優先する

● 顔面・頸部はステロイド外用薬により炎症を鎮静化後、体よりも早めに他の抗炎症外用薬への変更を検討する

● 原則軟膏基剤を選択するが、全身に外用する際には、ローション剤もしばしば用いる

- 保湿剤との混合はしない
- 主治医が気付かないうちに、薬局でジェネリックに変わっていることがあり、注意が必要

私のベスト処方

アンテベート® 軟膏：基剤がサンホワイトで、使用感もよい

リドメックス® ローション：頭皮のみではなく顔面に使用してもらうと、外用薬の種類を減らすことも可能

3）タクロリムス軟膏

- 長らくステロイド外用薬以外の第2の抗炎症外用薬としての役割を果たしてきた
- 作用機序的には、特有の痒みの抑制作用や黄色ブドウ球菌・マラセチアへの作用も報告されている
- 顔面・頸部には特に有用であるが、体にも使用できる
- 刺激感やひりつきに対しては、使用前の十分な説明が必須であり、その他、狭い範囲からの外用開始、保湿剤との併用などの工夫でかなり防ぐことができる
- 皮疹がかなり落ち着いている割に痒みが強い症例に有効である

私のベスト処方

プロトピック® 軟膏：顔面・頸部には、早めにステロイド外用薬からの切り替えを検討する

4）デルゴシチニブ軟膏

- すべての JAK を阻害する新しい抗炎症外用薬
- 刺激や皮膚萎縮を引き起こさないが、抗炎症効果はそこまで強くないため、強い炎症部位にはやや効果が不十分である
- 一方、逆にステロイド外用薬の長期連用でもなかなか炎症が改善しない病変に、作用機序が異なるため効果があることもある
- 伸びがよく、使用感が患者に好まれることが多い

> **私のベスト処方**
>
> 　コレクチム®軟膏：寛解維持期に特に有用である

5）ジファミラスト軟膏
- 一番新しい抗炎症外用薬
- PDE4 を阻害して c AMP を増加させて、抗炎症効果を発揮する
- 今後の実臨床での症例の蓄積が必要

6）非ステロイド性抗炎症外用薬
- 使用しない

7）外用療法に補助的に用いられる抗ヒスタミン内服薬
- 患者の希望があれば処方する
- 痒みに対する効果の判断は難しいこともあるが、患者がなんとなく痒みが軽減する、ということであれば継続する
- 逆に効果がなければあまりこだわらずに中止する
- 使用する際には非鎮静性の第 2 世代抗ヒスタミン薬を選択する

> **私のベスト処方**
>
> 　アレグラ®：より安全性を意識、少ない脳内 H1 受容体占拠率

全身療法

1）どういう場合に全身療法が必要か？
- 適切な外用療法でも寛解導入ができない場合
- 外用療法で寛解導入・維持が何とかできているものの、患者が外用に疲弊し外用の継続が難しい、外用による副作用がみられる場合
- 上記の評価には、医師側の評価とともに、患者評価（ADCT、POEM）も用いる
- 現時点での全身療法の薬剤の選択としては、高い効果と安全性のバランスの良さからデュピルマブが多くの患者に選択しやすい
- しかし同時に、顔面などの効果が不十分な症例が一部ではあるがあり、すべて

の患者に必ずしも著効するわけではないことも事実であり、どのように最適な薬剤選択をするかは今後の課題

● 多くの新規薬剤は高額であり、ときに導入の障害となりうるが、AD がよくなるものである、という成功体験を患者に経験してもうことは、AD の長期管理において非常に重要

2) 内服療法

● ステロイド
　・急性増悪に対して緊急避難的に使用することはあるが、原則使用しない

● シクロスポリン
　・痒みにも皮疹にも高い効果がみられる
　・長期使用を避けるべきであるが、時に中止が難しいこともあり、副作用に注意が必要
　・低用量により副作用を軽減できる可能性があるが、用量により効果が大きく変わることがあり、減量により明らかに効果が減弱することがある
　・多くの新規薬剤があることから、投与が長期になる場合には変更を検討すべきことも多いが、薬価が新規薬剤と比較すると安価であり、なかなか変更できないこともある

私のベスト処方

　ネオーラル®：新規薬剤と比較して比較的安価、用量調整可能

● 経口 JAK 阻害薬
　・3 剤使用できるが、用法・用量が異なるため注意が必要
　・大まかに、効果と副作用がある程度相関する印象であり、患者背景や使用目的で薬剤を選択する
　・内服ではあるが、事前検査や投与後の検査も必要であり、そこまで手軽に投与できるというわけではない
　・痒みに対する即効性は特徴
　・寛解導入に適している薬剤と考えられる
　・今後、寛解維持期でどのように使うのか、再燃時のフレアマネージメントと

して使うのか、などを考える必要あり
・さらに、3剤の中でどのように使い分けていくかが課題
・最適使用推進ガイドライン、使用ガイダンスをしっかり理解して使用する

私のベスト処方

　リンヴォック®：非常に強力な皮疹および痒みに対する効果、ただし副作用には注意

---

3) 注射薬
●デュピルマブ
・高い効果と安全性を両立した薬剤である
・ガイドラインに記載されている通り、長期寛解維持にも適している薬剤である
・結膜炎が時に出現するが、点眼で対応し、投与継続可能な症例が多い
・顔面の皮疹は、改善が不十分な症例があることは確かなので、併用する外用薬の工夫や、他の全身療法薬の切り替えで対応する

私のベスト処方

　デュピクセント®：高い効果と安全性を両立、多くの患者に選択しやすい

●ネモリズマブ
・痒みに対する即効性はその特徴である
・皮疹も徐々に改善することが多く、その説明をすれば長期継続しやすい
・一方、特に投与早期に以前の皮疹とは異なる皮疹が生じることがあり、治療開始後しばらくは外用を十分に行う

私のベスト処方

　ミチーガ®：皮疹と比較して痒みのほうが目立つ症例に

これが私のベスト処方
～私はこう考えてこう処方している～野村尚史、椛島健治

はじめに

アトピー性皮膚炎（AD）の病態は、皮膚バリア、2型炎症、痒みの3つの観点から捉えると理解しやすい。

皮膚バリアにおいては、従来から、乾燥した環境や石鹸の使用などの外的因子の関与が知られていた。近年は、フィラグリン遺伝子変異が AD の発症に関与することが注目されている。フィラグリンは顆粒層のケラトヒアリン顆粒内で合成され、分解されると天然保湿因子として機能し、角質を保湿し弱酸性性に保つ。

一方、バリア破壊は、抗原の皮膚への侵入につながり、免疫・アレルギー反応が誘導される。ダニや花粉などの抗原に含まれるプロテアーゼが PAR2 受容体に作用し、表皮角化細胞の thymic stromal lymphopoietin（TSLP）の発現を誘導し、また、TSLP がランゲルハンス細胞に作用すると IL-4 や IL-13 を発現する Th2 型反応（近年は 2 型炎症と呼ばれる）が誘導され、その抗原に対する IgE が誘導されやすくなる。

痒みにおいては、Th2 細胞が産生するサイトカインの1つである IL-31 が痒みを誘導することが注目されている。一方、ひっかくことはバリアの物理的破壊に繋がるのみならず、表皮角化細胞に作用し TSLP や TARC（thymus and activation-regulated chemokine）の発現を上昇させ、さらに Th2 型反応にシフトさせる。Th2 細胞の産生する IL-4 や IL-13 は、表皮角化細胞のフィラグリン発現を低下させ、バリア機能を阻害する。

以上のように、皮膚バリア、2型炎症、痒みは、三位一体となって AD の発症に関与している。これらの要素は各 AD 患者によって関与の程度が異なるため、どの要素を標的にするべきかを勘案しながら治療戦略を立てる。

AD は症候群であり、患者間の病像はバリエーションが大きい。患者の80%は、皮膚バリア機能が低下し、血清 IgE が高値を示す外因性 AD に、残る 20%

は、皮膚バリア機能が比較的保たれ、血清 IgE は正常で、壮年期女性に多い内因性 AD に分類できる。さらに血清バイオマーカーによる包括的解析から、少なくとも 4 病型が示されている。フィラグリン変異を伴う Th2/Th22 優位型 AD（外因性 AD に相当）、TARC/IL-1R1 シグナル経路活性化型、Th1/Th2/Th17 サイトカインの多極同時活性化型（アジア人に多い）、Th2 活性化が目立たないタイプ（内因性 AD に相当）である。

　本稿ではこれらの新知見を踏まえ、最善の処方を提案したい。

スキンケア

- ●皮膚の乾燥は瘙痒を惹起する
- ●保湿によるスキンケアが重要である
- ●液体石鹸は脱脂作用が強いので、過度に使用しないように指導する
- ●軟膏は保湿力に優れるが、粘性が強いため、べたつきなどを嫌う患者が一定数存在する
- ●軟膏が付着した衣服は、洗濯が困難になる
- ●アズノール®軟膏に含まれるラノリンはヒトの皮脂に近く皮膚になじみやすいが、時に接触皮膚炎を惹起する。特に皮膚バリア機能が低下した皮膚では注意する
- ●アズノール®に含まれるアズレンも同様に接触皮膚炎を誘導することがある
- ●クリームは使いやすいが、びらん面には刺激が強い
- ●ヘパリン類似物質は、血管拡張作用があり、顔面に塗布すると赤ら顔になることがある
- ●ヒルドイド®クリームはラノリンアルコール、ヒルドイド®ローションは還元ラノリンを含有する
- ●アトピー性皮膚炎患者の皮膚は、皮膚バリア機能が低下し、外来抗原に感作されやすい。保湿は皮膚バリア機能を回復させる
- ●アトピー性皮膚炎の患者は、2 型炎症が生じていることが多い。2 型炎症の代表的なサイトカインである IL-4 や IL-13 は表皮角化細胞の最終分化を阻害するため、フィラグリンをはじめとするバリア関連に重要な蛋白の合成を抑制さ

せ、バリア機能を低下させる
●アトピー性皮膚炎患者は、健常者では痒みを生じないような刺激を痒みと感じとってしまう痒み過敏の状態（アロネーシス）となっている

私のベスト処方

(1) プロペト®：高純度に精製した眼科用ワセリン。平成14年から皮膚保護剤の用途が追加され、単独処方が可能となった

(2) プラスチベース®：ポリエチレンを5％含むワセリン。流動性が高く、延ばしやすい。温度による粘稠度変化が少ない

(3) サンホワイト®：高純度に精製したワセリン。抗酸化剤であるトコフェロールが配合されている。高価。保険適用外

(4) 親水クリーム：水中油型（O/W）軟膏基剤。使用後、流水で容易に除去できる。水分の蒸発による冷却効果、止痒効果がある。組成による接触皮膚炎に注意

(5) ヘパリン類似物質外用薬：クリーム、ローション、スプレーなど剤形が多様。季節に合わせて適宜処方する。顔面への塗布は最小限にとどめる。組成による接触皮膚炎に注意

外用療法

1）どの程度であれば外用でコントロール可能か？

●強い炎症を伴う皮疹の面積が、体表面積の10％程度であれば、定期的な外用療法の継続により寛解導入可能と考える
●皮疹が、紅斑、乾燥、軽度の鱗屑の付着程度のものであれば、炎症出現時にその都度外用薬で寛解導入を図るリアクティブ療法も選択肢として考慮する
●寛解導入後は外用を中止するのではなく、週3回など間欠的に外用薬を塗布して、寛解を維持する指導をする（プロアクティブ療法）
●患者の外用量を把握することが必要である
●具体的には1 fingertip unit（1FU）を指導するが、しっかり外用してもらうためには、「外用した部分にティッシュペーパーをつけても落ちない程度」と説

明すると理解してもらいやすい

●外用指導を目的とした短期入院が時に有効である

2）ステロイド外用薬

●ステロイド外用薬は 1960 年代から使用されており、その長所短所が熟知されている。そのためアトピー性皮膚炎に関するガイドラインも確立されており、それに準拠した加療が基本となる

●ストロンゲストの外用薬は、成人であっても、広範囲に長期使用すると、副腎機能を抑制することを留意すべきである

●ステロイド外用薬の基剤に含まれる成分にも注意する。特に、ラノリン、クロタミトン、リドカイン、抗菌物質は時に接触皮膚炎の原因となる

●溶液型ローションはアルコール類を主体とし、冷却感があるが刺激性が強い

●乳液状ローションは水中油（O/W）型であり、比較的刺激が弱いが、分離することがある

私のベスト処方

　（1）ロコイド® 軟膏：顔面、外陰部。サンホワイト® を基剤とする。

　（2）アンテベート® 軟膏：体幹四肢。サンホワイト® を基剤とする。

　（3）アンテベート® ローション：頭皮。乳液状であり、びらんがあっても刺激が少ない。

3）タクロリムス軟膏

●分子量が 804 g/mol であり、皮膚バリアが正常な皮膚からは吸収されにくい

●皮膚刺激性がある場合は使用を中断し、一旦 JAK 阻害薬の外用薬やステロイド外用薬などへの切り替えを考慮する

●プロアクティブ療法の寛解維持期間に積極的に利用できる

●酒皶様皮膚炎を惹起しうるので、注意する

●顔面以外に塗布しても良い（この点を勘違いしている患者さんが意外に多い）

●悪性リンパ腫を誘導する可能性が指摘されていたが、その注意書きは削除された

> **私のベスト処方**
>
> プロトピック® 軟膏 0.03％ 小児用：再発しやすい部位の寛解維持に用いる。皮膚刺激性がなければ適宜 0.1％ に変更する

4）デルゴシチニブ軟膏

● すべてのタイプのヤヌスキナーゼ（JAK）を阻害する

● JAK が活性化するサイトカイン受容体のシグナル伝達を阻害する

● 痒みが関わる IL-31、バリア機能の破壊を誘導する IL-4 や IL-13、2 型炎症の根幹に関わる IL-4 や IL-13 などのサイトカインのシグナルはいずれも JAK-STAT 経路を介するため、JAK 阻害薬は AD の発症に関わる因子を多方面から阻害する

● 外用薬であるため、内服薬と比較して全身への副作用は限定的である

● 今後の適用拡大が期待される

> **私のベスト治療**
>
> コレクチム® 軟膏：中等度から軽症の AD の皮疹に用いる。効果を発揮するまでに一定期間を要することがあるため、3-4 週間は継続して外用してもらうように患者さんに説明する。ステロイド外用薬に特有の皮膚の菲薄化などのバリア機能の減弱作用がないため、バリアの破壊がメインの皮疹に対しては、外用薬として中心的な役割を果たす。プロアクティブ療法として、寛解維持期間を中心に使用する

5）ジファミラスト軟膏

● ホスホジエステラーゼ（PDE）4 の活性を阻害する

● 免疫細胞に存在する PDE4 を抑制することで、免疫細胞内の cAMP 濃度が高まり、サイトカインおよびケモカインの産生が抑制される

● 瘙痒を惹起するサイトカインの産生抑制により、瘙痒が軽減する可能性がある

> **私のベスト治療**
>
> モイゼルト®軟膏：コレクチム軟膏と同様に、新規に適用とされた非ステ
> ロイド系の外用薬である。プロトピック軟膏のような刺激感は少な
> い。コレクチム軟膏に近い用い方が期待されるが、現時点では使用
> 実績がまだ少ない。今後のデータの集積が待たれる

6) 非ステロイド性抗炎症薬（Non-steroidal anti-inflammatory drug: NSAID）

● アラキドン酸カスケードのシクロオキシゲナーゼを阻害し、プロスタグランジ
ンの産生を抑制する
● アトピー性皮膚炎に有効である明確なエビデンスはない
● 特にブフェキサマク製剤は、接触皮膚炎のリスクが高い

> **私のベスト治療**
>
> アトピー性皮膚炎に有効であるエビデンスはなく、また、接触皮膚炎の
> リスクもあること、さらにはコレクチム軟膏などのステロイドでない外
> 用薬が存在することから、NSAID 外用薬を AD の患者に用いることはな
> い

全身療法

1) どういう場合に全身療法が必要か？

● 適量のステロイド外用薬を塗布しているにもかかわらず寛解を導入できない
● 苔癬化、慢性痒疹、顔面の発疹による生活の質の低下がある

2) 内服療法

● **ステロイド**

・ステロイドの内服は基本的に行わない

● **シクロスポリン**

・シクロスポリン内服は、短期使用を基本とする。

・シクロスポリンの併用禁忌薬に注意する（タクロリムス、ピタバスタチン、ロスバスタチン、ボセンタン、アリスキレン、アスナプレビル、バニプレビル、グラゾプレビル、ペマフィブラート）
・速やかな鎮痒効果を期待できる
・処方前に血圧、血算、クレアチニン、尿素窒素、CRP を確認する
・腎機能障害、高血圧、感染症の有無を定期的にモニタリングする

私のベスト処方

ネオーラル®：3 mg/kg/ 日で投与を開始。症状により適宜増減。最長 12 週間で終了。患者の理由等により、12 週間以上にわたり継続せざるをえない場合は、休薬期間を設ける。ただし、現在は以下に述べる JAK 阻害剤の内服薬や副作用の少ない生物学的製剤などが登場したため、ネオーラル内服を処方する機会は激減した（費用は生物学的製剤よりは安価である点がメリットであるくらいか）

● JAK 阻害薬
・JAK（ヤヌスキナーゼ）はサイトカインおよび増殖因子の受容体に会合し、シグナルを伝達する
・ヒトには、JAK1、JAK2、JAK3、TYK2 の 4 種類の JAK がある
・JAK 阻害薬は、これらの一部またはすべてを、選択的に阻害する
・サイトカイン受容体のシグナル伝達を抑制し、炎症をコントロールする
・2 型サイトカインによる 2 型炎症、フィラグリン産生低下による皮膚バリア機能低下、瘙痒といったアトピー性皮膚炎の増悪因子を抑制する
・感染症をはじめとした副作用があり、定期的な受診、採血、画像検査が必要である
・ネオーラルなどの従来の内服薬と比して、高価である（3 割負担として標準用量で毎月 4 万円台）
・現在 3 種類の JAK 阻害薬が発売されているが、最適使用推進ガイドラインをもとに症例検討中の状況であり、使い分けは今後の課題である
・バリシチニブ（オルミエント®）は JAK1 および JAK2 を選択的に阻害する。

そのため、薬剤の投与量に応じて JAK2 阻害による副作用が出現することが懸念される

・ウパダシチニブ（リンヴォック®）とアブロシチニブ（サイバインコ®）は JAK1 を選択的に阻害する（厳密には JAK2 への阻害作用もわずかながら有する）

・バリシチニブは、15 歳未満には投与できない

・ウパダシチニブとアブロシチニブは、12 歳以上から投与できる

・JAK1 選択的阻害薬は、理論上、IL-3/IL-5/GM-CSF 受容体（JAK2）、IL-12/IL-23 受容体（Tyk2/JAK2）、EPO/TPO 受容体（JAK2/JAK3）への影響は少ないとされる

・3 種類の JAK 阻害薬に共通の治療禁忌として、重篤な感染症、活動性結核、リンパ球数が 500/mm^3 未満、ヘモグロビンが 8g/dL 未満、妊婦または妊娠している可能性のある女性、がある

・重度の肝機能障害の患者において、ウパダシチニブ、アブロシチニブは禁忌である

・重度の腎機能障害（eGFR < 30）にバリシチニブは禁忌である

・好中球数 500/mm^3 未満はバリシチニブ、1,000/mm^3 未満はウパダシチニブとアブロシチニブが禁忌である

・血小板数 50,000/mm^3 未満はアブロシチニブが禁忌である

私のベスト処方

「アトピー性皮膚炎におけるヤヌスキナーゼ（JAK）阻害内服薬の使用ガイダンス」に記載されている投与前に行う問診・検査を参照し、投与可能であることを事前に把握する。治療中定期的に採血および画像検査を実施する

オルミエント®：成人には 4mg、1 日 1 回経口投与。改善時は 2mg に減量する

リンヴォック®：成人には 15mg、1 日 1 回経口投与し、適宜 30mg、1 日 1 回に増量可能である。12 歳以上かつ体重 30kg 以上の小児には 15mg を 1 日 1 回経口投与。適宜減量する。最重症の AD 患者におい

ては、初期から 30mg/ 日を用い、適宜、15mg/ 日へと減量するケー
スもあり得る

サイバインコ®：成人および 12 歳以上の小児には、100mg、1 日 1 回経
口投与。適宜 200mg、1 日 1 回に増量可能。適宜減量する。最重症
の AD 患者においては、初期から 200mg/ 日を用い、適宜、100mg/
日へと減量するケースもあり得る

注射薬

● デュピルマブとネモリズマブが保険収載された
● 最適使用推進ガイドラインを遵守する
● デュピルマブ
・IL-4 受容体 α に対する抗体製剤である
・IL-4 受容体 α への IL-4 と IL-13 の結合を阻害することで、皮膚炎、瘙痒をは
じめとしたアトピー性皮膚炎の症状を速やかに改善する
・全身療法の標準的治療である
・投与中の生ワクチンは避ける
・寄生虫感染があれば投与前に治療する
・気管支喘息などのアレルギー性疾患がある場合は、担当の医師と連携し、医
師の指示なく治療内容を変更しないように指導する（デュピルマブ中止時に
急性増悪し致命的になる可能性がある）
・投与中、好酸球数、血管炎を示唆する発疹、肺症状、心臓合併症、ニューロ
パチーに注意する（臨床試験において、好酸球性肺炎、好酸球性多発血管炎
性肉芽腫症が報告されている）
・副作用は限定的であるが、結膜炎の出現が認められることがある。<u>比較的早
期の 2 〜 4 回目投与のころに多く出現するが、多くのケースにおいて、抗ア
レルギー作用のある点眼薬などで改善が見込める</u>

私のベスト治療

デュピクセント®皮下注 300mg シリンジ、同皮下注 300mg ペン：標準治療で寛解導入が困難な場合の第一選択薬として投与する。投与中もスキンケア、外用療法を継続することが重要である。成人および 12 歳以上の小児には初回に 600mg を皮下投与し、その後は 1 回 300mg を 2 週間間隔で皮下投与する

● ネモリズマブ

・瘙痒を惹起するサイトカインである IL-31 が結合する、IL-31 受容体に対する抗体製剤である

・瘙痒の制御が標的であるが、皮膚炎が改善し、皮膚バリア機能も回復する

・投与可能な小児は、12 歳ではなく 13 歳以上である

・一部の AD 患者において皮疹が一時的に増悪することがあるため、痒みが軽減したとしても、皮疹をコントロールするためのステロイド外用薬などの治療をきちんと継続する必要がある。それでも皮疹が治まらない場合は中止を検討する

・ネモリズマブ治療後に、一部の患者において血清 TARC 値の上昇を認めるが、必ずしも皮疹の程度と相関しない。そのため、本薬剤を用いる際に、TARC は病勢マーカーとして不適である

・ネモリズマブは、ヒト型モノクローナル抗体であり、本薬剤に対する中和抗体は極めて出現しにくい

・AD（特に痒疹を有する患者）や結節性痒疹の患者において血清中の IL-31 値が高いことが知られる

私のベスト治療

ミチーガ®皮下注用 60mg シリンジ：標準治療による寛解導入が困難で、瘙痒が主体の AD 患者がよいターゲットとなる。ただし、投与中もスキンケア、外用療法を継続することが重要である。成人および 13 歳以上の小児には 1 回 60mg を 4 週間間隔で皮下投与する。ステロ

イド外用薬、カルシニューリン阻害（タクロリムス）外用薬、抗ヒ
スタミン薬、抗アレルギー薬との併用により、6カ月を目安に、瘙痒
の改善が維持できた場合は、本剤を一時中止する。中止後、瘙痒の
制御が困難になった場合は、本剤投与を再開することを検討する

おわりに

　AD は複数のエンドタイプで構成される。AD の病態に蟠踞するのは Th2 サイトカイン軸の活性化である。しかし実際には、患者の遺伝的背景により、Th2 サイトカイン軸以外の様々なサイトカイン軸が関与する。皮膚バリア機能関連蛋白、病変部の線維芽細胞が産生するケモカイン、自然免疫系を構成する自然リンパ球などの細胞の関与が、患者ごとに異なっている。臨床に導入される生物製剤、キナーゼ阻害薬の使い分け、患者に最善の治療を提供する時代が始まろうとしている。

これが私のベスト処方
〜私はこう考えてこう処方している〜宮地良樹

スキンケア

- AD 治療がどんなに進歩しても、基礎治療はスキンケア
- 三位一体論でもドライスキンが AD 病態の出発点で、アレルギー炎症にも痒みにも関係
- 最近、AD におけるドライスキンの病態が解明され、その重要性が再認識
- スキンケアの原則は洗浄と保湿だが、洗浄は乾燥を助長するので両立を図るケアが重要
- 洗浄により刺激となる汚れや汗を除去するが、洗浄剤による脱脂やこすりすぎに留意
- 保湿剤は一般的には入浴後など皮膚に湿り気があり、塗りやすいときがベストタイミング
- 保湿剤にはワセリンのようなエモリエント*とヒルドイド®のようなモイスチャライザー*とがある
  *エモリエント：皮膜を形成して水分蒸散を防ぐ
  *モイスチャライザー：自ら水分と結合して角層水分量を増加
- モイスチャライザーはべとつきがない、効果が多少持続するなどの利点があるがコスト高
- セラミド含有製品など市販品でも十分な効果があり個人の好みと合えばアドヒアランスがいい
- そもそも保湿剤の塗布量も処方量も少ない。FTU*から計算すると全身塗布には 30g 必要
  *FTU：finger tip unit という塗布量指標で、1FTU で手のひら 2 枚分の面積に外用

私のベスト処方

　ワセリン：精製度の高い眼科用ワセリン（プロペト®）を処方する。顔面
　　など「てかつき」を気にする場合は、親水軟膏を処方
　ヒルドイド®：多彩な剤形とエビデンスがある
　　ヒルドイドソフト®ならかろうじてティッシューが付着する 1.7mg/
　cm² が至適塗布量

外用療法

1）どの程度であれば外用でコントロール可能か？

●おおむね発疹が軽微で体表面積 10% 未満であればリアクティブ療法*で寛解導
　入する
　*リアクティブ療法：炎症出現時に抗炎症外用薬でその都度コントロール

●中等症と判断すれば血清 TARC 値などを指標にプロアクティブ療法*で寛解維
　持
　*プロアクティブ療法：寛解導入後、間歇的にスキンケアや抗炎症外用薬で寛
　解維持

2）ステロイド外用薬

●長い使用経験があり、皮膚科医が功罪を熟知した抗炎症外用薬の定番

●目的はアレルギー炎症の抑制であり、スキンケアや痒み制御ではない

●ステロイドには多彩な主作用があり、ホルモン・免疫抑制・増殖抑制作用など
　が副作用に

●最強のステロイド外用 10g 連用はプレドニン 5mg に匹敵する全身的作用の可
　能性

●抗炎症作用を発揮しつつ副作用を回避するためにはトレーニングが必要

●副作用軽減のために，非ハロゲン化*，アンテドラッグ*などを考慮
　*非ハロゲン化：力価を強めるためのフッ素などによるハロゲン化をしていない
　*アンテドラッグ：体内吸収後速やかに分解され、全身的副作用を軽減する設計

●顔面は副作用が出やすいのでランクを下げるか、タクロリムスやデルゴシチニ

ブを考慮
- 強さに 5 ランクあるが十分な抗炎症ランクを選択し、自信を持って迅速に消炎を図る
- ワセリン基剤が最も安全で無難だが、油中水型乳剤性基剤も使用感が良く重宝
- ワセリンで薄めても血管収縮能は同じで効果も副作用も不変なので希釈は勧めない
- 各外用薬は最善の基剤設計をされているので、原則として外用薬混合は勧めない
- 配合抗生物質は意味がなく，むしろアレルギー感作を助長するので処方しない
- 一部のジェネリック外用薬は製剤学的特性に大きな差があるので切り替えは慎重に

私のベスト処方

リドメックス® ローション：非ハロゲン・有機溶剤非含有なのでアトピックドライスキンに

マイザー® 軟膏：アンテドラッグで標準的な very strong ステロイド外用薬

メサデルム® クリーム：油中水型乳剤性基剤で軟膏基剤に近く塗布感良好

3）タクロリムス軟膏

- わが国で開発され、atopic red face に卓効、life-changing medicine といわれた
- 皮膚刺激性が強い場合は、成人であっても小児用から試みても良い
- 皮膚萎縮などの副作用はないが、酒皶様皮膚炎を起こす可能性がある
- 発がんのリスクはほぼ払拭されたが、紫外線療法との併用は避ける
- 顔面のみでなく頸部を含めた全身に使用可能
- 痒みにも奏効する

私のベスト処方

プロトピック® 軟膏：atopic red face の第一選択

4）デルゴシチニブ軟膏

- わが国で創薬された世界初の JAK 阻害外用薬

- 非ステロイドで刺激性や皮膚萎縮などの副作用がない
- 抗炎症効果がやや弱く、効果発現までに時間を要する
- 今後、尋常性白斑、円形脱毛症などに思いがけない効能発揮の可能性

> **私のベスト処方**
>
>   コレクチム®軟膏：副作用が少ないので中等度または寛解導入後の維持に

5）ジファミラスト軟膏
- わが国で創出されたホスホジエステラーゼⅣ阻害薬
- 使用経験に乏しいので今後の評価を待ちたい

6）非ステロイド性抗炎症外用薬
- 接触皮膚炎惹起など AD を増悪させる可能性があり用いない

7）外用療法に補助的に用いられる抗ヒスタミン内服薬
- AD の痒みの多くはヒスタミン非依存性でタイプ2炎症*によるので効果は補助的

  *タイプ2炎症：Th2細胞，自然リンパ球により説明される AD の分子メカニズム
- 使用する場合はH1受容体占拠率の低い非鎮静性の第二世代以降を選択
- 最高血中濃度到達時間（即効性）や血中濃度半減期（持続性）を考慮
- ジェネリックであればオーソライズドジェネリックのあるタリオン®、ザイザル®、アレグラ®などを選択

> **私のベスト処方**
>
>   タリオン®：即効性、非鎮静性で比較的薬価が安く、オーソライズドジェネリックもある

全身療法

1）どういう場合に全身療法が必要か？
- 標準治療に反応せず、簡便な自己評価指標である POEM*8点以上が対象

*POEM: Patient-Oriented Eczema Measure、自己評価指標として推奨

● 他の重症度指標である EASI*, SCORAD*とともに DLQI*などの QOL も参考にする

*EASI: Eczema Area and Severity Index、頻用される AD 評価指標

*SCORAD: Severity Scoring of AD、国際的重症度評価法

*DLQI: Dermatology Life Quality Index、日本語版もある QOL 評価法

● 重症度は低くても、苔癬化や痒疹などの慢性化、顔面発疹などの社会的適応も考慮

● 全身療法による完全寛解の成功体験が患者の治療へのモチベーションを高める

● おそらくデュピルマブが標準薬だが、AD の多彩なサブグループに対してオプションが必要

● そのオプションとして多彩な新薬が今後テーラーメード治療に活用されると期待

2) 内服薬

● ステロイド

・功罪を熟知していれば、急性増悪・重症例の短期寛解導入に安価で有効

・長期使用は不可で二重盲検試験もないため推奨度は低い

私のベスト処方

プレドニン®：急性増悪時、入院管理の下で緊急避難的に短期間使用

● シクロスポリン

・有用だが長期使用による副作用が難点（腎障害・高血圧・感染症など）

・早期に痒みに奏効

私のベスト処方

ネオーラル®：特別のイベントがある日までに寛解させたい時などに用いる

● JAK 阻害薬

・新たな全身療法のオプションとしてバリシチニブ，ウパダシチニブ，アブロシチニブ

・副作用もあり得るので最適使用推進ガイドラインを遵守して使用

・内服薬という利便性が治療決定の要因となり、新規投与例が増加の可能性

・それぞれ投与開始用量，適応年齢等に差違があり、使い分けは今後の課題

私のベスト処方

　オルミエント®：即効性もありフレアマネジメント要員として用いる

3）注射薬

●デュピルマブ

・有用性・安全性などから全身療法のスタンダード薬

・最適使用推進ガイドラインを遵守して使用

・注射薬は煩雑だが究極のアドヒアランス良好投与法、自己注射も可能

・高コスト、中止の目安やバイオマーカーなどが今後の課題

・将来的には小児の適応や慢性期の苔癬化、結節性痒疹なども標的に

私のベスト処方

　デュピクセント®：全身療法を要する場合の第一選択として

●ネモリズマブ

・わが国で創製された AD の痒みに重要な IL-31 受容体抗体製剤

・痒み制御を第一標的とするが、アレルギー炎症・皮膚バリア機能改善にも奏効

私のベスト処方

　ミチーガ®：痒みによる睡眠障害や QOL 低下の患者を標的に

これが私のベスト処方
～私はこう考えてこう処方している～室田浩之

スキンケア

- アトピー性皮膚炎治療の三本柱（スキンケア、悪化因子対策、薬物療法）の1つであるから、スキンケアを含む日常生活の指導を欠かすことはできない
- 最初から患者全員に一から十まで説明するようなことはできていない
- 診察の際はドライスキンや皮疹の分布から悪化要因を想像し、必要とされる具体的な指導を行っている
- 皮疹が露出部に限局していれば、空気中飛散抗原や紫外線暴露などを疑う
  - ＊眼周囲、頸部中心ならば花粉皮膚炎を疑う
  - ＊頭部～耳介後面～背部に及ぶとシャンプー皮膚炎を疑う
  - ＊対策として外出から帰宅時に露出部の抗原を洗う／おしぼりで拭うなどの処置、パッチテストによる洗浄剤の評価、日焼け止めの使用や露出の少ない衣類と鍔の長い帽子の着用を勧める
- 着衣部分の症状が強い場合は肌に直接触れる衣類や衣類に残留する洗濯洗剤や柔軟剤に対する接触皮膚炎、あるいは長時間に渡る皮表の汗の残留や蒸れによる皮膚トラブルの合併を考える
  - ＊この場合、通気性の良い衣類の着用を勧め、添加物の少ない洗濯洗剤の使用と柔軟剤使用の中止、シャワーやおしぼりによる残留汗への対策を行う
- 下肢特に下腿の乾燥については年齢の影響を考慮している。加齢とともに下肢の発汗機能は衰えるため、高齢者の下腿はアトピー性皮膚炎の有無に関わらず乾燥しやすい
- その他、眼周囲、頸部、肘窩、膝窩、手首などは好発部位である
  - ＊問診や臨床症状から汗の貯留や環境中の抗原の蓄積が原因と疑われる場合は、外出からの帰宅時、汗をかいたときに患部を流水で洗浄したり、おしぼりで清拭するなどする

- 逆に関節屈曲面や皺に皮疹のない症例（e.g. デッキチェアサイン）もいる。このような症例はほとんどの場合、無汗を伴い皮膚の乾燥と熱感が顕著になるため保湿剤の適切な使用を治療の軸として指導している
- 保湿剤使用は使用する量が十分かがポイントのため、「塗った後に照かる程度」とか「塗った後にティッシュが張り付く程度」などと使用量がイメージできるような説明をしている

私のベスト処方

保湿剤は使用を続けられなくては意味がないので、患者に実際試してもらい、使用感の合うものを選択している

湿潤した湿疹反応など皮膚を保護したくなる症状ではワセリンを最初に勧めている

乾燥が顕著な場合はヒルドイド® が剤形豊富で勧めやすい

外用療法

1）どの程度であれば外用でコントロール可能か？

- 重症度や患者背景を問わず、外用療法でコントロールできることを目指している
- 外用療法でコントールできない場合は、コントロールできない何らかの理由があるはずだと自分に言い聞かせ、検討する
- 診断が間違っていればコントロールできないし、悪化因子に晒されていてもコントロールはできない
- アトピー性皮膚炎の経過は画一的に予測できないため、外用薬塗布回数の漸減を開始するタイミングについては自身の経験に基づいた勘と患者の訴えを勘案して判断している
- 外用漸減開始時期として『皮膚が見ても触ってもツルツル』を目標に掲げつつ、患者の症状が良い状態で『安定』していることを最重視する。最近ではPOEM、ADCT などの患者報告アウトカムを受診ごとに確認して、その数字が『低いレベルで安定』していれば漸減を開始する
- 回数を徐々に漸減する際、次に漸減するまでの期間も考えなくてはならない。

筆者は罹病歴と治療歴を重視している。罹病歴やステロイド使用歴の長い患者は外用回数の漸減が難しく、患者の意見を尊重しながら外用回数の漸減を手探りで徐々に試行している。漸減がうまくいけば患者とともに喜び、漸減がうまくいかなければ即座に治療の見直しを提案し、打てば響くような対応で患者をリードするよう心がけている。このステップはアドヒアランス維持にも大切と考えている

- 結節性痒疹様を呈する症例は抗炎症剤外用への反応に乏しい。むしろ保湿剤をたっぷり塗布しラップやウェットラップによる密封療法を行うことで痒疹が平坦化する症例を実際に経験する

2) ステロイド外用薬

- ステロイド外用薬は皮膚炎を改善させる大変有効な治療薬である
- ステロイドはストレスに対する生体防御の役割をもつストレスホルモンである。そのためステロイド薬使用中は体がストレスに晒されているのと同じ状態にあるといえる。外用期間は可能なかぎり短期にとどめておきたい
- ステロイド外用薬を「どうやめるか」「いつやめるか」についてあらかじめ考えを持って処方を開始するのがプロの所作と思う
- ステロイド外用薬の強さは病変の重症度に応じて選ぶが、具体的にはその病変をいつまでに治したいかを考え、なるべく使用期間（開始から中止）が短くて副反応の懸念が少なくて済むようなバランスを考慮して強さを選んでいる
- 各種ステロイド外用薬のインタビューフォームを確認し、皮膚や臓器への蓄積性、尿中排泄率など PK/PD を確認しておくべき。初めてなら新鮮な驚きがあるだろう
- 刺激、展延性も重要なので基剤の性質を考慮している。サンホワイトは刺激が少なく保護にも優れるため、掻破等によるびらんを伴う病変に使用している。クリームは刺激性の少ないものを選択肢し、展延性を優先すべき場合に選択している。ジェネリックは情報が少ないため、変更の可否は状態に応じて決定している
- strong 以上のステロイド外用薬を 1 年以上使用した患者が急に外用を中止すると、ステロイド離脱症状を生じるリスクが高いことがシステマティックレビューで示されている。外用の継続判断と漸減方法は主治医が管理する必要

がある

私のベスト処方

　アンテベート® 軟膏：基剤の良さと PK/PD の観点から気に入って使っている

3）タクロリムス軟膏

- 塗布後の灼熱感で忍容性の悪いこともあるが、それを除けばとても優秀な抗炎症外用剤である
- 第一選択薬となる１つの候補薬である
- 赤ら顔、酒皶様顔貌には積極的に使用している
- ステロイド外用薬から切り替えて使用する場合は、ステロイド外用薬の使用回数を漸減しつつ、タクロリムス軟膏を毎日塗布する
- 先発品メーカーはチューブ先端に装着するノズルを提供しており、それを用いることで頭皮への塗布が容易になる
- マラセチアに対する制菌作用があり、抗マラセチア IgE 陽性患者の管理に頻用している

4）デルゴシチニブ軟膏

- 緩徐な寛解導入で良い症例、例えば軽症例や充血・血管拡張主体、あるいは炎症は軽度ながら強い痒みを伴う症例に用いる
- JAK を標的としていることから痒みのみならず色素脱失や脱毛を伴う症例の病勢コントロールに期待を寄せている
- 治験結果から試算したコストパフォーマンスは良好だった

5）PDE4 阻害剤

- 原稿執筆時は、実際に処方できていない
- 外用剤としては全く新しい機序であり、その効果を期待しているところである

全身療法

1）どういう場合に全身療法が必要か？

● できるなら使わないで済むほうが良い

● 診療ガイドラインのアルゴリズムにあるように、アトピー性皮膚炎の診断が確認でき、抗炎症外用剤が適切に使用されても寛解導入できない症例に検討する

● アトピー性皮膚炎の経過は寛解と増悪の繰り返しで長期化する。その結果、患者は寛解がどういう状態を指すのかわからなくなってしまっていることが多い。ステロイドによる一時的な寛解は患者の求める寛解ではないだろうと推察する。少しでも長い寛解を経験させてあげたい（成功体験）。そのような患者に適用を考える

● 既存治療による副反応によって治療継続が困難な場合、検討する

● 以上を勘案し、全身薬物療法であればまずは添付文書の適用内容を確認する。光線治療の場合は光線過敏のないことを確認し、併用禁忌薬剤の使用を中止する

2）内服療法：私の処方と考え方

● ステロイド内服

　・重症例に対して確かに効果を示すし、漫然と使用すれば副作用も生じる

　・レスキュー薬として金銭的な負担の少ないことが魅力

　・使用はなるべく短期間に抑える。内服する際はプレドニゾロン 10 〜 15mg / 日で開始し、1 週間程度で終了するようなテーパーリングを行っている

　・極力使いたくない薬である

● シクロスポリン

　・開始したら止めるのが難しい薬なのでなるべく使いたくないが、寛解増悪を短期間に繰り返す症例に投与を検討している

　・後発品は薬物血中濃度が食事などの影響を受ける可能性があるので注意している

　・乾癬に比べ、比較的少量から効果を示す

● JAK 阻害薬

　・投与を真に必要としている症例か、自問自答したのちに処方を考慮している

　・JAK は生体の恒常性維持に関わるシグナル伝達因子であるから、アトピー

性皮膚炎でみられる JAK の作用の過剰な部分を抑える効果に期待している

- ・基礎研究において、JAK は急性の痒み、慢性の痒み、痒み過敏のシグナル伝達に関わることが示されており、理論的には痒みに効くだろうと想像している
- ・白斑や脱毛症へのリポジショニングや基礎研究が進んでいるので、これらの病変を伴う症例に処方を検討することが多い
- ・筆者自身の使用経験は浅いが、JAK 阻害薬の投与中止／再開はシクロスポリンやステロイドよりもしやすい印象がある
- ・数種類ある JAK 阻害薬の使い分けについては手探りの状態だ

3）注射薬：私の処方と考え方

- ●内服療法と同じく、できるなら使わないで済むほうが良い
- ●難治で、かつ患者自身が納得のできる寛解を経験したことのない症例に投与を検討する
- ●薬剤投与間隔が 2 〜 4 週間と長いところが内服薬と違うところである
- ●デュピルマブとネモリズマブの 2 剤の使い分け、皮疹の重症度を一番に悩む症例にはデュピルマブを、痒みを一番に悩む症例にはネモリズマブの投与を検討するだろう
- ●アトピー性皮膚炎の治療は悪化因子対策、スキンケア、薬物療法のすべてを平行して重ねて実施されるものだ。内服療法にしても注射薬にしても、こうした基本的治療を積み重ねてもなおかつ寛解に届かない患者に限って使用される

●デュピルマブ

- ・これまで寛解状態を経験したことのない患者に寛解をもたらせた、最初のバイオ製剤。その効果から、IL-4 がアトピー性皮膚炎の症状に非常に大きく関わっていたことを知った
- ・継続することで寛解状態はさらに深まる
- ・その一方、筆者自身の経験では中止によって再燃する
- ・投与開始 1 年は Q2W を維持し、その後、Q3W, Q4W と投与間隔を延長している
- ・漸減の際はデュピルマブ中和抗体の出現に留意が必要
- ・自己注射可能なことは患者にとって有益

・これまで、難治状態の方に最初に説明してきた

● ネモリズマブ

・皮疹による見た目の問題よりも痒みが患者の QOL を大きく損なわせる。アトピー性皮膚炎の痒みを止めるのが患者と医療従事者の悲願である

・この薬剤には痒みに対する効果を期待している。（筆者はまだ使用できていない）

これが私のベスト処方
～私はこう考えてこう処方している～森実　真

スキンケア

- アトピー性皮膚炎患者には表皮バリア機能異常がみられ、その詳細についても基礎研究によって明らかになってきたが、患者にはわかりやすく説明するよう心掛ける

- 「アトピー性皮膚炎の患者さんは生まれつき皮膚の『バリア』が弱まっていて、いわゆる『乾燥肌、敏感肌』であるため、『保湿剤』を塗ることで『バリア』を補って湿疹・皮膚炎が起こらないように『予防』をしましょう」などと説明し、スキンケアの必要性を伝えている

- 保湿剤は1日2回、起床時と入浴後の使用を勧めているが、最低でも入浴後1回は欠かさず使用すべきと説明する

- 処方する保湿剤は主にヘパリン類似物質（モイスチャライザー、直接的に角層水分量を増やす）であるが、ソフト軟膏、クリーム、ローション、フォームと剤形が選べるため、そのことを説明し、患者の好みに合わせて処方する。場合によってはアドヒアランス向上を狙って剤形の変更を提案することもある

- 接触皮膚炎をきたすなどの理由でヘパリン類似物質が使用できない患者には白色ワセリンやプロペト（エモリエント、皮表に油脂膜を作り水分蒸発を防ぐ）を処方している

- 汗は可能な限り早めに洗い流すことを説明する。その際、石鹸、シャンプーなどは泡立てて優しく使用し、泡が残らないようしっかり洗い流すよう伝える

- 日常生活における石鹸、シャンプーなどの過度の使用は細胞間脂質や天然保湿因子を洗い流すことで、また、皮膚のpHを上昇させ、表皮角層中セリンプロテアーゼ活性を増強することでバリア機能を低下させるためである

私のベスト処方

ヒルドイドソフト®軟膏、ヒルドイド®クリーム、ヒルドイド®ローション、ヒルドイド®フォーム、またはヘパリン類似物質外用スプレー®:
1日数回　保湿　全身

白色ワセリン®またはプロペト®:1日数回　保湿　全身

外用療法

1) どの程度であれば外用でコントロール可能か？

● EASI（Eczema Area and Severity Index）は世界的に頻用されているアトピー性皮膚炎評価指標の1つであり、0〜72点の範囲で評価することになる

● 目安としてEASIスコア0〜7点を軽症、7.1〜21点を中等症、21.1〜50点を重症、50.1〜72点を最重症とする

● 軽症〜中等症の患者、またはステロイド忌避などの理由でまったく外用療法を施行していない中等症〜重症の患者であれば外用でコントロールできる可能性があると筆者は考えている

● ステロイド忌避の患者に対しては初診時に可能な限り時間をかけてステロイド外用薬の有用性と適切な使用法、また起こり得る副作用について説明する

● 説明の際は鳥居薬品株式会社から提供されている患者向け資材「ステロイド外用剤のウソとホント」を用いる

● 例えば、「ステロイド外用薬を使用すると、色が黒く残ってしまう」や「ステロイド外用薬を中止すると、リバウンドが起こる」などの頻度の高い誤解をわかりやすく解いている。それでもステロイド外用薬を受け入れられない患者もみられるので、その場合はステロイド以外の抗炎症外用薬であるタクロリムス軟膏、デルゴシチニブ軟膏またはジファミラスト軟膏から開始する

2) 私の処方と考え方

● まずはステロイド外用薬を1日2回、フィンガーチップユニット（Finger Tip Unit, FTU）を目安にしながら適切な使用量を塗布していただく

● 多くの患者が十分量を使用できていない

- 成人の人差し指の先端から第1関節の長さまでチューブに入った塗り薬（約0.5g）を出した量を1FTUとし、1FTUで成人の手のひらの面積2枚分に塗るのが、適正な量である
- ローションの場合は、1円玉の大きさに出した量が1FTU（約0.5g）となる。パンフレット等を用いながらFTUを理解してもらう
- 顔面・頸部はロコイド® 軟膏をまず初めに処方することが多いが、眼囲の湿疹には非ステロイド抗炎症外用薬であるタクロリムス軟膏、デルゴシチニブ軟膏、ジファミラスト軟膏が望ましい
- 四肢・体幹はアンテベート® 軟膏を処方することが多い。アンテベート® 軟膏の基材には高品質の白色ワセリンとスクワランが使用されており、肌になじみやすく塗り心地がよいからである。頭部にはローション製剤を処方する
- 寛解すれば一つ下のランクのステロイド外用薬、あるいはタクロリムス軟膏、デルゴシチニブ軟膏、ジファミラスト軟膏に切り替えを試みる
- タクロリムス軟膏による灼熱感を訴える患者にはデルゴシチニブ軟膏やジファミラスト軟膏を提案する
- また、タクロリムス軟膏とデルゴシチニブ軟膏は1日5gまでの使用制限があるため、使用量の多い患者はジファミラスト軟膏を処方する
- 小児は経皮吸収が高いため、成人と比しておおむね1ランク下げた外用薬を処方する
- 寛解が維持できている患者にはプロアクティブ療法を勧める
- 一見正常にみえる部位にもsubclinicalな炎症が存在すると考え、間欠的・定期的（週2〜3回程度）にステロイド外用薬またはタクロリムス軟膏を塗布するというものである
- しかしながら、実際にはステロイド外用薬で病勢をコントロールできない、スムーズに切り替えできないケースも少なからず経験する。その場合はアドヒアランス向上を狙って、また非常にまれではあるがステロイド外用薬による接触皮膚炎の可能性も考えて、同ランクの他のステロイド外用薬に変更することもある
- まれではあるが軟膏のべたつきを嫌う患者に対して同一成分のクリーム基材に変更することもある
- 痒疹結節を伴う患者には痒疹部位限定でクロベタゾールプロピオン酸エステル

軟膏、フルドロキシコルチドテープを処方している

- また、それらに反応しない場合は1カ月に1回の頻度でトリアムシノロンアセトニド水性懸濁注射液の局所注射を試みることもある
- 手指手掌、足趾足底の湿疹部位に亀裂を伴う患者に対しては亜鉛華単軟膏を処方している。亜鉛華単軟膏は皮膚の蛋白と結合して被膜を形成し、収斂、消炎、保護並びに緩和な防腐作用を示すとされている

私のベスト処方

成人

アンテベート® ローション：1日2回　塗布　頭部

ロコイド® 軟膏　またはキンダベート® 軟膏：1日2回　塗布　顔面・頸部

アンテベート® 軟膏、マイザー® 軟膏、ボアラ® 軟膏、またはリンデロンV® 軟膏：1日2回　塗布　四肢・体幹

プロトピック® 軟膏0.1%：1日2回　塗布

コレクチム® 軟膏0.5%：1日2回　塗布

モイゼルト® 1% 軟膏：1日2回　塗布

小児

リドメックスコーワ® ローション：1日2回　塗布　頭部

ロコイド® 軟膏、またはキンダベート® 軟膏：1日2回　塗布　顔面・頸部

ボアラ® 軟膏、またはリンデロンV® 軟膏：1日2回　塗布　四肢・体幹

プロトピック® 軟膏0.03% 小児用：1日2回　塗布

コレクチム® 軟膏0.25%、または0.5%：1日2回　塗布

モイゼルト® 軟膏0.3%、または1%：1日2回　塗布

痒疹結節部に限定で

デルモベート® 軟膏：1日2回塗布　痒疹部

ドレニゾン® テープ：1日1回適当な大きさに切って貼付　痒疹部

亀裂部に対して

亜鉛華単軟膏®：1日2回手足　亀裂部

全身療法

1) どういう場合に全身療法が必要か

- 外用療法で寛解が得られない中等症以上の患者では全身療法を提案する
- 緊急を要する最重症患者、あるいは患者本人が少しでも早い寛解を求めている場合は経口 JAK 阻害薬（バリシチニブ、ウパダシチニブ、アブロシチニブ）を検討する
- 例えば入学試験、入社試験、結婚式などのライフイベントが間近に迫っているような患者には経口 JAK 阻害薬から提案する
- 一方で、経口 JAK 阻害薬は感染症、肝障害、血球減少やまれにみる重篤な副作用（間質性肺炎、消化管穿孔、静脈血栓塞栓症など）について十分に注意する必要があるため、上記以外の患者に対しては副作用が少なく、比較的安全に使用できる生物学的製剤（デュピルマブ・ネモリズマブ）から検討する
- いずれの全身療法においてもスキンケアと外用療法は施行する必要がある
- 経口 JAK 阻害薬と生物学的製剤は高額な薬剤であるため、実際の導入後の支払額を患者・家族と一緒に診察室でシミュレーションしてみる

2) 内服療法

- 経口 JAK 阻害薬であるバリシチニブは 15 歳から、ウパダシチニブとアブロシチニブは 12 歳から適応がある
- バリシチニブは腎排泄であり、プロベネシドとの併用時には本剤を 4mg/day から 2mg/day に減量しなければならない
- ウパダシチニブは肝代謝であり、CYP3A を強く阻害する薬剤（イトラコナゾール、リトナビル、クラリスロマイシン等）および同酵素を強く誘導する薬剤（リファンピシン、カルバマゼピン、フェニトイン等）との併用する場合はそれぞれ効果増強および減弱に注意する
- アブロシチニブも肝代謝であり、CYP2C19 を強く阻害する薬剤（フルコナゾール、フルボキサミン、チクロピジン）、同酵素を強く誘導する薬剤（リファンピシン）、または P 糖タンパク質の基質となる薬剤（ダビガトランエテキシラート、ジゴキシン等）と併用する場合はそれぞれ効果増強、減弱または増強に注意する

- JAK 阻害薬は低分子化合物であり、生物学的製剤とは異なり抗薬物抗体が出現する心配がないため、適宜減量や休薬、再投与が可能と考えられている
- 筆者は経口 JAK 阻害薬により寛解維持が得られたら、再燃に留意しながら、½ に減量、¼ に減量さらには休薬することを検討している
- 経口 JAK 阻害薬 3 剤の使い分け、優先順位付けはまだ確立しておらず、今後の検討課題である
- 生物学的製剤や JAK 阻害薬が経済的理由などで使用できない患者にはシクロスポリンを投与している。その適応となるのは 16 歳以上の患者であることに注意する
- また、タクロリムス（外用剤を除く）、ピタバスタチン、ロスバスタチン、ボセンタン、アリスキレン、アスナプレビル、バニプレビル、グラゾプレビル、ペマフィブラートが併用禁忌になっており、特にスタチン系薬剤が比較的使用頻度が高いため問題となる
- 基本は分 2 で処方するが、効果が今一つであれば分 1 朝食前に変更する
- シクロスポリンは容量依存性に腎機能低下をきたすため、必要最小量の処方に留める
- 近年、AD の痒みメディエーターはヒスタミンのみならず IL-4、IL-13、IL-31、TSLP、プロテアーゼ、クロロキン、胆汁酸、カプサイシン、活性酸素、サブスタンス P、オピオイドなど様々な non-histaminergic なメディエーターが存在することが明らかになってきた
- そのため、抗ヒスタミン薬の効果は補助的であると考えられているが、処方する場合は分 2 で内服するフェキソフェナジン、ベポタスチン、オロパタジンを基本的に処方する
- これらでコントロール不良であればルパタジン 1 → 2 錠／日を試していただく
- アドヒアランス向上を狙って、抗ヒスタミン薬を次々に変更することもある。それでも難治であればプレガバリンを併用する場合もある（保険適応外）

私のベスト処方

オルミエント®4mg　　1 錠　　分 1　　1 x 夕食後

リンヴォック®15mg　1 錠　　分 1　　1 x 夕食後

サイバインコ®100mg　1錠　分1　1x夕食後

ネオーラル®　3～5mg/kg/day　分2　2x朝夕食後　または　分1　朝
　　食前

アレグラ®60mg　2～4錠　分2　2x朝夕食後

タリオン®10mg　2～4錠　分2　2x朝夕食後

アレロック®5mg　2～4錠　分2　2x朝食後　眠前

ルパフィン®10mg　1～2錠　分2　1x眠前

リリカ®75mg　2～4錠　分2　2x朝夕食後

3）注射薬

●デュピルマブ

・抗 IL-4 受容体 α サブユニット抗体製剤であるデュピルマブは有効性・安全
性のバランスから現時点でのアトピー性皮膚炎全身療法の第一選択であると
考えられるが、高額な薬剤であること、小児に使用できないこと、EASI ス
コア 16 点以上という患者条件が存在することなどが問題点である

・皮疹が改善するには数カ月時間を要する場合もある。結膜炎の頻度が比較的
高いため、必ず事前に説明しておく

・結膜炎出現時は眼科を受診するよう指示する。抗ヒスタミン点眼薬、ステロ
イド点眼薬、タクロリムス点眼薬でほとんどの患者が改善し、治療継続可能
である

・デュピルマブは添付文書通りの使用が望まれるが、1 年以上寛解維持を達成
できている患者から投与間隔を伸ばしてみたいという希望があった場合は、
q 3 w、q 4 w を試している。休薬はお勧めしない

●ネモリズマブ

・抗 IL-31 受容体 A 抗体製剤であるネモリズマブは痒みに対する治療薬であ
るが、13 歳から使用可能であること、EASI スコア 10 以上の患者から使用
可能であることを考慮に入れながら（デュピルマブは EASI スコア 16 以上
の患者に使用可能）、選択肢のひとつとする

・筆者にはネモリズマブの投薬間隔延長、休薬の経験はまだなく、今後の検討課題である

私のベスト処方

デュピクセント® 初回に600mgを皮下投与、その後は1回300mgを2週間隔で皮下投与

ミチーガ® 1回60mgを4週間の間隔で皮下投与

これが私のベスト処方
〜私はこう考えてこう処方している〜栁原茂人、大塚篤司

スキンケア

● 保湿は AD 治療の要であり、保湿を怠ると悪化、再燃は必至である

● 保湿は十分な量を塗布しているかの確認が必要。軟膏処方量を消費しているかを毎回しつこく確認

● 保湿は1日2回が原則。皮膚の質が変わって、ザラザラ感がなくなってはじめて1日1回にして続ける

● 汗は AD にとって注意して扱う必要がある。汗をかくことは重要だが、汗はできるだけ直ぐに流すか拭き取り、保湿剤を塗る

● かつて湿疹が起こった場所には無疹部にみえても炎症細胞がある可能性。そこにはプロトピックと保湿剤を混合して塗布しておく

私のベスト処方

　ヒルドイド® ローション：2回／日　全身（湿疹が起こらない場所）
　ヒルドイド® ローション＋小児用プロトピック＝1：1用手混合：2回／日
　　全身塗布（かつて湿疹が起こった場所）

外用療法

1）どの程度であれば外用でコントロール可能か？

● 重症病変の皮疹面積が体表面積の20％を超えると very strong のステロイド外用量が 10g/ 日を超える。2週間それを超えることなく皮疹が軽快していくなら外用ステロイドでコントロールする

2）私の処方と考え方

●ステロイド外用薬

・ADには非病変部にも目に見えない炎症があるので、ステロイドはきれいに
　なった後でも2週間〜1カ月は継続する
・ステロイド軟膏はベトつきが問題。保湿剤を下に塗って、びらんがなければ
　基本はクリーム剤を上塗りで
・ステロイドの発売はstrongはボアラ®、メサデルム®、very strongはアンテ
　ベート®で止まっているのでよくできている
・メサデルム®はstrongよりvery strongに近い強さで、しかも副作用は発現
　しにくい。顔面に使用できる。スクワランが入っている。ジェネリックは使
　わない
・ボアラ®クリームも顔面に使用できる。クロタミトンが入っているのでその
　鎮痒性も期待できる
・マラセチア毛包炎が生じた場合は、ニゾラール®ローションを下塗り、あるい
　はプロトピック®軟膏に切り替える

私のベスト処方

（保湿剤の上に重層塗布）

重症〜中等症皮疹　アンテベート®クリーム：2回／日

中等症〜軽症　メサデルム®クリーム：2回／日

●タクロリムス軟膏

・ステロイド外用を早く離脱して、これに切り替え、維持したい
・炎症、痒み、バリア機能異常の病態のみならず、マラセチア静菌、黄色ブド
　ウ球菌静菌作用など、dysbiosisを改善する作用をもつ
・ステロイドのプロアクティブ療法が難しい患者には、ヒルドイド®クリーム
　と混合して、全身にベタ塗りしてもらうと皮疹は安定しやすい

私のベスト処方

ヒルドイド®ローション＋小児用プロトピック＝1：1用手混合：2回／日

全身塗布

●デルゴシチニブ軟膏
・目の周りは、ステロイド外用短期にとどめ、コレクチム®軟膏で維持
・痒疹結節に奏功することがある。苔癬化局面にもよい場合がある。保湿剤を下に広く塗って、部分的にコレクチム®軟膏を重層する
・基材にスクワランが入っている。手湿疹に非常によい。チューブを常に携帯してもらい、頻回に塗布（1日10回以上）

私のベスト処方
手湿疹：コレクチム®軟膏5g　頻回/日　少量を手指全体に塗る
　　　　アンテベート®軟膏10g　2回/日　手の湿疹部分に塗る

●ジファミラスト軟膏
・機序的には楽しみだが、まだ謎の部分が多い。データの蓄積を待ちたい
●テラ・コートリル®軟膏
・びらん、亀裂など、二次感染が危惧される部位にステロイドやデルゴシチニブ軟膏外用の下塗りとして有用
●ハッカ軟膏
・ハッカによるTRPM8刺激を期待した軟膏。皮疹がないのにも関わらず瘙痒感を訴える患者によい

私のベスト処方
ヒルドイドソフト®軟膏50g＋ハッカ油1.5mL混合　数回/日 全身かゆい所

●コムクロシャンプー®
・ステロイドパルスを外用でやるイメージ。Very strong以上の強さのステロイドローション剤を30g/月以上使う患者、難治性の頭皮脂漏性湿疹を合併する場合に便利

全身療法

1）どういう場合に全身療法が必要か？

　抗ヒスタミン薬と漢方薬は積極的に併用する。重症病変の皮疹面積が体表面積の 20％を超え、very strong のステロイド外用量が 10g/ 日以上が 2 週間以上続くとコントロール不良と考えステロイドやシクロスポリンのような全身療法を検討する

2）内服療法：私の処方と考え方

● 抗ヒスタミン薬は比較的安全で有効なので積極的に併用する。コンプライアンスの悪い患者に 1 日 1 錠でも内服するクセをつけると、外用も次第に守ってくれるようになる

● 漢方薬も便利。皮疹に応じて選択するもよし、体質改善を目的に投与するもよし

● ステロイドとシクロスポリンは長期連用を避けたいので、開始時には OFF にする目標と、外用の手を抜かないことを約束し、ゴールを共有してから開始する

● フレアアップ時、瘙痒感が強い、二次感染が危惧される時、睡眠障害などの疾病負荷が強く現れた時にはステロイドやシクロスポリンを検討する

● 抗ヒスタミン薬

・ガイドライン上補助療法の位置づけであるが、有用なのでほぼ全例に使用する

・ガイドラインで推奨度が低いのは、最新の抗ヒスタミン薬でのシステマティックレビューがなされていないためであると思っている

・2010 年にザイザル® が発売され、空白の後、2016 年に登場したルパフィン® とビラノア® は優れた抗ヒスタミン薬

・ルパフィン® は抗 PAF 作用、増量可だが眠気が 2 〜 4%。ビラノア® は脳内移行ほぼなく、ヒスタミン H1 レセプターブロック最強

・連続投与で効果が上がる、痒くない時も内服する

・花粉や PM2.5 の飛散時は皮疹が悪化しやすいので有用性は実感できる。アレルギー性鼻炎や結膜炎もコントロールの視野に入れておく。粘膜症状には抗アレルギー薬の併用。通年性アレルギー性鼻炎やペット飼育者は特に有用。

・IgE/RAST 高値の場合はアイピーディー® の併用も

●漢方薬

・漢方薬はエビデンスが低いが有用である

・患者の愁訴に応じて処方に変化をもたせることがコツ。処方を変えることで話をちゃんと聞いてもらっているという実感をしてもらえる

・皮疹増悪時には消風散®、通常は十味敗毒湯®、花粉飛散時期は小青竜湯®、乾燥が強ければ当帰飲子® など

・易感染や疲労感には補中益気湯®、メタボには防風通聖散®、冷えには人参養栄湯®、月経時悪化には桂枝茯苓丸加薏苡仁® など、体質にも対応できると感謝される

・服薬コンプライアンスが重要、1日2包分2朝夕食後とする

私のベスト処方

　　ルパフィン® 1錠分1：夕後

　　十味敗毒湯® 2包分2：朝夕食後

●ステロイド

・フレアアップした AD の初診時、中等症以上であれば2週間程度で内服ステロイドを処方するケースが多い

・経過中に重症化したケースでは、長期連用とならないように見通しを立てて患者とゴールを共有する

・重症病変の皮疹面積が体表面積の20%を超えると very strong のステロイド外用量が 10g/ 日を超える。その状態で2週間続けてコントロールが付かなければ全身療法を検討する

・ステロイド内服2週間〜2カ月。そこで一旦継続は再考する。ゴールが近そうならそこから1カ月程度継続する

・それ以上の投与は避ける。長くなりそうなら早めにシクロスポリンに切り替える

・必ず血液生化学検査、HbA1c、糖尿病家族歴をチェック。2週間以内おきに来院。投与2カ月経過すると血中コルチゾールをチェック

> **私のベスト処方**
>
> 　セレスタミン® 2T ＋ムコスタ® 2T　分 2 朝夕食後× 2 週間

● シクロスポリン

- ・シクロスポリンは 3 カ月までと決めておく。そこで 1 カ月以上の休薬を挟む必要があるからである
- ・3mg/kg で使用。効いたら減量
- ・朝食前に 100mg 分 1 は低用量にしては効果が上がる
- ・皮疹にも瘙痒にも効く。比較的速やかな反応が得られる。薬価が高いが、ジェネリックは値段が安くなるが効果が落ちる
- ・2 週間おきに来院。毎回血圧測定。1 カ月毎に副作用採血フォロー

● JAK 阻害薬

- ・強力な寛解導入剤だが、副作用にも注意を払うべき薬剤、短期決戦向き
- ・AD の病態としては、JAK1 と JAK2 を選択的に抑えたい
- ・最適使用推進ガイドラインに沿って使用する
- ・レントゲンや CT 検査、結核感染の否定まで、導入に手間がかかる
- ・3 剤上市しているが、それぞれのポジションは今後のデータの蓄積を待つ

3) 注射薬：私の処方と考え方

- ・抗体製剤は一度開始すると、確実に寛解に入らないと中止できない（中和抗体の懸念）
- ・むやみに導入し医療経済を圧迫しないように留意
- ・特に子ども医療費助成などを受けている患者は、助成の期限が切れた時にも皮疹が残り、注射継続の必要があった際、突然高額な請求になることを説明しておくこと
- ・外用をおろそかにしないように、外用療法がしっかりとできるように患者教育は特に入念に
- ・自己注射にすると、勝手に注射間隔を開けたり、自己中断することがあるので、基本は通院で注射することが望ましい
- ・つまり真面目に医師の指示を守って、きっちり通院を継続できることを見極

めてから開始する

・乾癬では、抗体製剤の出現により疾患の病態が次々と明らかになっていった経緯がある。AD でもこれから各種抗体製剤の出現が楽しみである

● デュピルマブ

・これの出現により IL-4/13 が AD の病態の中心を占めていることが証明された

・AD の皮疹、瘙痒ともに即効性がある

・長期投与により寛解が維持され、安全性も確かめられた

・最適使用推進ガイドラインに沿って使用する。過去 6 カ月間のステロイド外用など標準治療にかかわらず難治であるという実績が必要。開始 4 カ月で効果判定、6 カ月を目途に寛解状態の維持を確認して一時中止などを検討

・デュピクセント® 使用中の顔面紅斑にはプロトピック®、結膜炎様症状にはムコスタ® 点眼が機序的に合っていて有用である

・効果が弱い、あるいは減弱してきた場合、菌状息肉症など他の疾患が隠れていなかったかどうかの検討が必要

・投与間隔をあけると有効性が落ちるばかりではなく、抗薬物抗体出現率が上がる報告もあり、投与間隔を守って適切に使用すべきである

● ネモリズマブ

・痒みを標的として開発されたが、痒みを抑えることにより皮疹も軽快してくる

・皮疹は残っていても痒みを訴えないという、奇異な現象がみられる

・痒くなくても外用を続けるという指導が必要となる

・IL-31 は AD の病態に多岐にわたり関わることは知られているので、これの阻害によって IL-31 に関しての新しい知見が見つかることが期待される

これが私のベスト処方　アトピー性皮膚炎

発　行　2023 年 4 月 3 日　初版第 1 刷発行
編　集　宮地良樹
発行人　渡部新太郎
発行所　株式会社日本医学出版
　　　　〒 113-0033　東京都文京区本郷 3-18-11　TY ビル 5F
電　話　03-5800-2350　FAX　03-5800-2351
印刷所　モリモト印刷株式会社

©Yoshiki Miyachi 2023
筆者への無断による商業的利用は禁止されています。
ISBN974-4-86577-055-1
乱丁・落丁の場合はおとりかえいたします。

本書の複製権・翻訳権・上映権・譲渡権・公衆送信権（送信可能化権を含む）は，
㈱日本医学出版が保有します.
JCOPY ＜（社）出版者著作権管理機構 委託出版物＞
本書の無断複写は著作権法上での例外を除き禁じられています.　複写される場合
は，そのつど事前に，（社）出版者著作権管理機構（電話 03-5244-5088, FAX 03-
5224-5089.　e-mail: info@jcopy.or.jp）の許諾を得てください.